dieta alcalina y dieta antiinflamatoria

50 recetas rápidas, fáciles y deliciosas

Grace Thomson

Reservados todos los derechos.

Descargo de responsabilidad

La información contenida i está destinada a servir como una colección completa de estrategias sobre las que el autor de este libro electrónico ha investigado. Los resúmenes, estrategias, consejos y trucos son solo recomendaciones del autor, y la lectura de este libro electrónico no garantiza que los resultados de uno reflejen exactamente los resultados del autor. El autor del eBook ha realizado todos los esfuerzos razonables para proporcionar información actualizada y precisa a los lectores del eBook. El autor y sus asociados no serán responsables de ningún error u omisión no intencional que se pueda encontrar. El material del eBook puede incluir información de terceros. Los materiales de terceros forman parte de las opiniones expresadas por sus propietarios. Como tal, el autor del libro electrónico no asume responsabilidad alguna por el material u opiniones de terceros.

El libro electrónico tiene copyright © 2021 con todos los derechos reservados. Es ilegal redistribuir, copiar o crear trabajos derivados de este libro electrónico en su totalidad o en parte. Ninguna parte de este informe puede ser reproducida o retransmitida de forma reproducida o retransmitida en cualquier forma sin el permiso expreso y firmado por escrito del autor.

TABLA DE CONTENIDO

INTRODUCCIÓN 6
MUFFINS DE MANZANA Y ZANAHORIA 10
HIERBA DE TOMATE 12
COL SABOY CON SALSA DE COCO VERDE 14
BATIDO DE FRUTOS ROJOS 16
CURRY HIERBA 17
SOPA DE PAPRIKA "NATURAL" 19
HIERBA LIGERAMENTE CALIENTE 21
SALTEA ARDIENTE DE BUTTERNUT Y ZANAHORIA
.... 23
PUEDE TURNIP SOPA DE PAPRIKA 25
SARTÉN SIMPLE DE PUERRO Y EGERLING 27
APIO CON MANTEQUILLA DE NUECES 29
PATATAS KOHLRABI CON AJO SALVAJE 31
Sartén de patatas y champiñones 33
CURRY A LA GRANDPA 36
COL BLANCA ORIENTAL-ASIÁTICA 38
ENSALADA DE PATATAS BAJA EN GRASA 40
PATATAS AL AJO SALVAJE 42
PAN DE CALABAZA 44
ENSALADA DE COL ROJA, NARANJA Y NOGAL 47
COLIFLOR CON SALSA DE COCO Y LIMON 49

- BRÓCOLI EN LA CAMA DE CEBOLLA 51
- APIO CON VERDES 53
- CURRY DE PATATAS DULCES Y BERENJENAS 55
- PATATAS DE ZANAHORIA Y CALABACIN CON HARINA DE BUCKWHEAT 57
- ROLLOS DE COL DE SAVOY CON UN RELLENO COLORIDO 59
- CREPES DE LINAJA CON VERDURAS 62
- COLIFLOR SOBRE BROTES DE AJO SALVAJE 64
- SOPA DE PEPINO CON AJO SALVAJE 66
- VERDURAS SALTEADAS DE COLORES 68
- PLATO AFILADO 70
- ALBÓNDIGAS VEGANAS A PARTIR DE FRIJOLES MUNG BROTEADOS 72
- ACEITE DE MENTA, PASTA DE MENTA 74
- CREMA DE ANACARDO 75
- PLACAS DE PRIMAVERA 77
- CREMOSO, CALIENTE 3 K PAN 79
- ENSALADA RÁPIDA Y PEQUEÑA DE REMOLACHA ... 81
- CURRY DE COL ROJA Y PATATAS 82
- CRUMBLE DE ARÁNDANOS SIN HARINA NI AZÚCAR 84
- SOPA DE CALABAZA RÁPIDA EN MONSIEUR COISINE 86

ENSALADA DE ENDIVAS CON POMELO 88
BRÓCOLI EN CAMA DE TOMATE Y PIMIENTA 90
PAN DE VERDURAS VERDE Y BLANCO 92
PAN DE TRIGO CON AMARANT 94
MACARRONES DE COCO VEGANOS 96
PESTO DE GAT PICANTE..98
SOPA DE ZANAHORIA Y TOMATE 100
MACETA DE PUERRO HOKKAIDO..................................102
ENDIVE ROJO Y BLANCO 104
VERDURAS DE CABALLO FRITAS 106
COL DE CEBOLLA ROJA 108
BUCKWHEAT CON SETAS Y PIMIENTAS 110
CONCLUSIÓN 112

INTRODUCCIÓN

Derivado de la "alcalinidad" (capacidad de las sustancias para unirse o neutralizar el ácido), la dieta alcalina o "dieta de la línea A" fue desarrollada por la nutricionista Vicki Edgson y la cocinera Natasha Corrett y se basa en los llamados alcalinos o básicos alimentos. La dieta alcalina, similar al ayuno alcalino, no solo debe provocar la pérdida de peso, sino también prevenir enfermedades como la depresión, las enfermedades cardíacas, la osteoporosis e incluso el cáncer.

La idea detrás del concepto: Edgson y Corrett asumen que un cuerpo demasiado ácido se convierte en un caldo de cultivo para las bacterias, consume nutrientes importantes más rápidamente y, por lo tanto, se enferma más rápidamente. El tracto gastrointestinal también es muy exigente a la hora de digerir alimentos ácidos. El consumo mínimo o incluso la evitación de alimentos formadores de ácido debería regular el valor del pH del cuerpo y tener un efecto positivo en nuestra salud.

LOS ALIMENTOS ÁCIDOS INCLUYEN:

- Carne de cerdo y ternera
- Huevos
- azucar blanca
- Productos de harina blanca
- Productos lácteos
- Café
- Alcohol

- Reajuste salarial
- Pasta
- Comida rápida
- Frito
- Garbanzos
- Nueces
- Té

Debe descuidar estos alimentos ácidos en la dieta alcalina. La dieta alcalina es más un cambio en la dieta que una dieta clásica en la que simplemente comes menos. Pero, ¿qué alimentos están permitidos?

Dieta alcalina

Alimentos alcalinos: La dieta alcalina es principalmente verde.

Dieta alcalina: ¿que alimentos están permitidos?

Mientras que los alimentos ácidos supuestamente acidifican en exceso el cuerpo y, por lo tanto, lo convierten en un caldo de cultivo para enfermedades, otros productos naturales tienen un efecto alcalino y forman la base de un cuerpo sano. Según Edgson y Corrett, la ponderación para el máximo éxito de salud con la dieta alcalina debe mantenerse en alrededor del 70 por ciento de alimentos básicos y solo en un 30 por ciento de alimentos ácidos. Pero, ¿qué alimentos promueven una dieta alcalina después de la dieta alcalina?

LOS ALIMENTOS BÁSICOS INCLUYEN:

- Fruta
- Verduras
- Productos de soya
- Batata
- Almendras
- Aceitunas
- Arroz salvaje
- col rizada
- Brócoli
- Limones
- Aguas silenciosas

Clasificar los alimentos en ácidos o básicos no siempre es fácil según el concepto alcalino. Por ejemplo, la espinaca es alcalina cuando está cruda, pero ácida cuando se cocina. Para obtener una descripción general precisa, debe leer sobre la dieta alcalina y la cocción básica: aquí no hay un molesto recuento de puntos o calorías.

Desintoxica el cuerpo y adelgaza al mismo tiempo: esta es la cura de desintoxicación de 7 días

Desintoxica el cuerpo y adelgaza al mismo tiempo: esta es la cura de desintoxicación de 7 días

¿La dieta alcalina hace lo que dice en la lata?

Sin embargo, según algunos expertos en salud, la dieta alcalina después de la dieta alcalina tiene solo un efecto rudimentario sobre el valor del pH del cuerpo: se regula a sí mismo. De hecho, los efectos sobre el valor del pH del cuerpo son los que hacen que esta tendencia nutricional sea saludable, no comprobada. Asimismo, no existe ninguna investigación científica que demuestre que una dieta principalmente alcalina pueda prevenir enfermedades. Solo en la orina se puede notar un cambio, que al menos puede prevenir los cálculos renales.

Nota: ¿Es diabético o tiene problemas renales? Entonces debe tener cuidado con la dieta alcalina y solo cambiar drásticamente su dieta en consulta con su médico.

No todos los alimentos son iguales. Si desea perder peso, debe comer las comidas adecuadas. ¡Definitivamente tendrás éxito con estos productos!

MUFFINS DE MANZANA Y ZANAHORIA

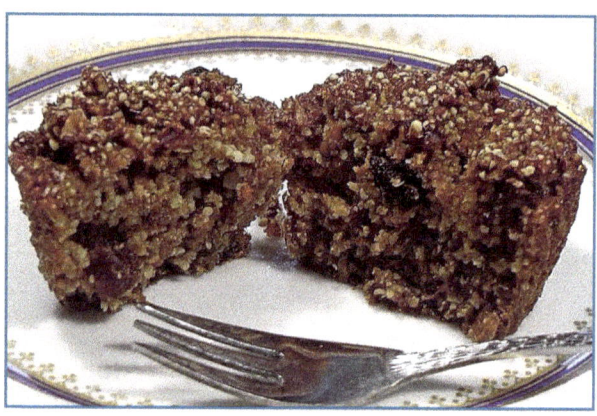

Porciones: 8

INGREDIENTES

- 100 gramos   manzana
- 100 gramos   Zanahoria
- 100 gramos   Suero de la leche
- 100 gramos   Harina de mijo
- 40 g   Pasas o arándanos
- 20 g   Semillas, picadas (pipas de calabaza, pipas de girasol, etc.) o nueces
- 2 cucharadas Copos, (Chuffas Nüssli) si está disponible
- ½ cucharadita Canela en polvo
- norte. B.   Cilantro, al gusto
- 1 cucharadita de polvo de hornear tártaro

PREPARACIÓN

Rallar finamente las manzanas y las zanahorias. Agregue el suero de leche, las nueces y las especias. Luego agregue la harina con el polvo de hornear y revuelva. Extienda la masa sobre 8 moldes para muffins (silicona o bandeja engrasada). Hornee a 180 grados durante aprox. 15-20 minutos. Luego coloque el molde sobre un paño de cocina húmedo y déjelo enfriar. Luego retíralo del molde.

HIERBA DE TOMATE

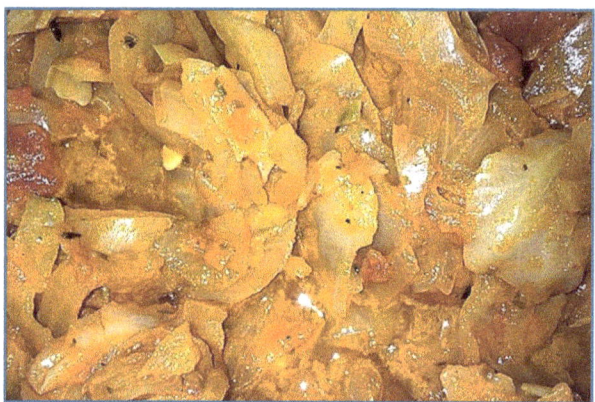

Porciones: 4

INGREDIENTES

- 500 g Repollo blanco, (repollo blanco)
- 1 m. De cebolla grande (sustantivo)
- 2 m. De tomates grandes)
- 2 cucharadas Pasta de tomate
- 1 disparo   Aceite de colza
- 100 ml Caldo de verduras o más
- 1 cucharadita Albahaca seca
- 1 pizca (s)   pimienta
- 1 pizca (s)   pimienta de cayena
- 2 premios   Tomillo, (apagar)
- 1 pizca (s)   sal

PREPARACIÓN

Rebana o corta la col blanca en tiras finas. Pica la cebolla en cubos pequeños. Pelar los tomates y cortarlos en cubos pequeños.

Calentar el aceite en una sartén o cacerola grande y rehogar la cebolla. Vierta todo el repollo, cubra con una tapa y cocine hasta que esté transparente. Pueden surgir aromas tostados, pero no debe arder. Revuelva una y otra vez y luego ponga la tapa.

Agregue los tomates, la pasta de tomate y el caldo y revuelva bien. Reducir el fuego y agregar las especias al gusto. Si es necesario, agregue agua o caldo. Deje cocinar hasta alcanzar la firmeza deseada. Sal y sirva según sea necesario.

COL SABOY CON SALSA DE COCO VERDE

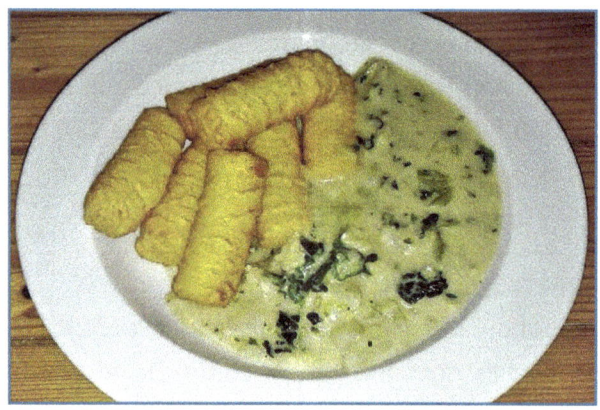

Porciones: 3

INGREDIENTES

- 300 g Saboya
- 300 ml Leche de coco, cremosa
- 6 cucharaditas, amontonadas   Pasta de curry, verde
- 1 pizca (s)   sal

PREPARACIÓN

Corta o corta la col rizada en tiras. Mezcle la leche de coco con la pasta de curry en una cacerola hasta que quede suave. A continuación, agregue el repollo de Saboya, revuelva y deje que hierva a fuego lento. Luego cocine a fuego lento a baja temperatura con la tapa cerrada hasta que se alcance la firmeza deseada.

Revuelva de vez en cuando. Finalmente, puedes agregar la sal que más te guste.

Puedes comer la col rizada como guarnición o, como yo, como plato principal.

BATIDO DE FRUTOS ROJOS

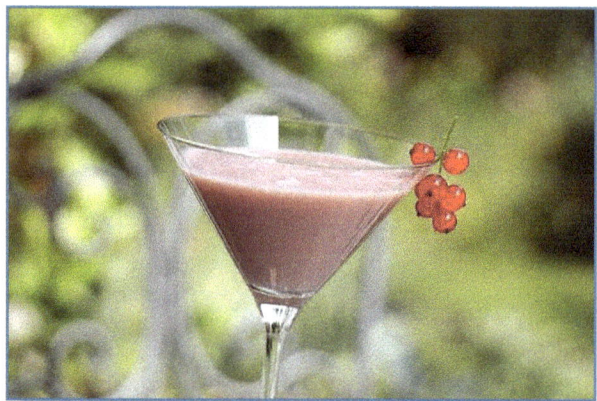

Porciones: 2

INGREDIENTES

- 200 ml Leche de coco
- 200 ml Leche (leche de arroz)
- Plátano (s), suave o marrón
- 200 g Bayas, mezcladas, congeladas con arándanos, frambuesas y grosellas

PREPARACIÓN

Haga puré todo junto lo más frío posible en la licuadora.

La leche de arroz y el plátano facilitan la vida sin azúcar.

CURRY HIERBA

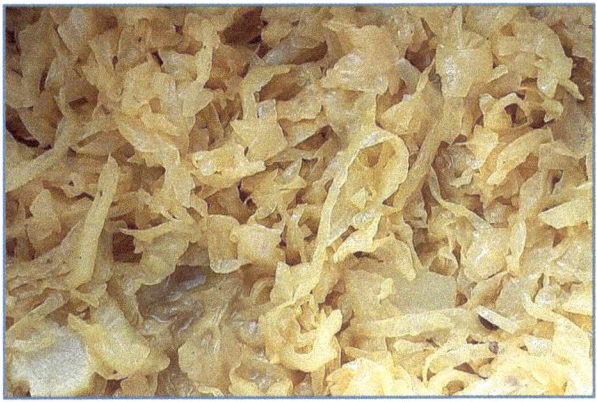

Porciones: 2

INGREDIENTES

- ¼ kl. cabeza   repollo blanco
- 1 cucharada   petróleo
- 100 ml Leche de coco
- 50 ml agua
- 2 cm   Pasta de curry, amarilla o más según tu gusto
- 1 cucharadita de sal
- Algo de alcaravea o comino
- Algo de pimienta

PREPARACIÓN

Cortar finamente la col blanca. Mezcle la leche de coco con agua y la pasta de curry hasta que quede suave. Calentar el aceite en una sartén, freír la col durante unos minutos, sazonar con sal y desglasar con la mezcla de leche de coco. Continúe cocinando hasta lograr la firmeza deseada.

SOPA DE PAPRIKA "NATURAL"

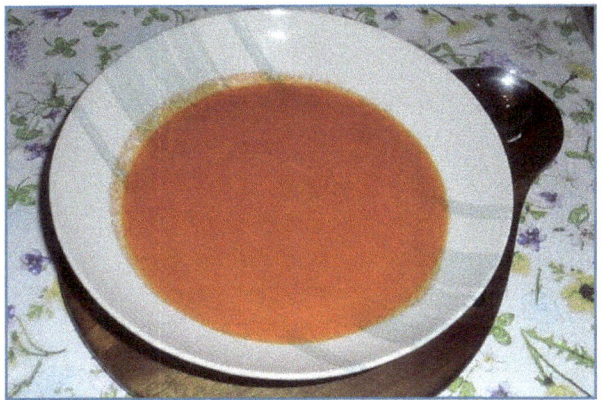

Porciones: 4

INGREDIENTES

- 1 disparo   Aceite, por ejemplo B. aceite de colza
- 4 grandes   Pimienta puntiaguda, roja
- 1 m. De grande   Cebolla (s), roja
- 500 ml Caldo de verduras

PREPARACIÓN

Lavar, descorazonar y cortar los pimientos en trozos pequeños. Pica la cebolla en cubos pequeños.

Calentar el aceite en una cacerola y dejar que las cebollas se vuelvan traslúcidas. Agregue los cubos de pimienta todos a la vez y deje que suden mientras revuelve. Vierta el caldo de verduras y cocine a fuego lento hasta que los pimientos estén suaves. Haga puré con una licuadora.

Sin la adición de otras hierbas, el fino sabor del pimentón adquiere su valor.

HIERBA LIGERAMENTE CALIENTE

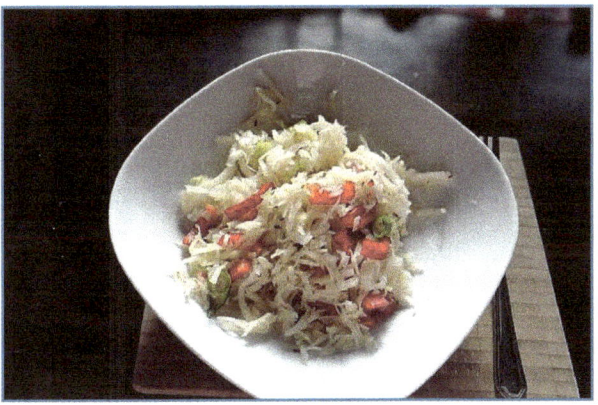

Porciones: 2

INGREDIENTES

- 1 disparo   Aceite de colza
- 2 m. De grande   Cebolla
- 500 g repollo blanco
- 1 m. De grande   Pimientos picantes, rojos
- 1 grande   Pimientos rojos)
- Sal o caldo granulado

PREPARACIÓN

Picar las cebollas en un robot de cocina o cortarlas en dados pequeños con un cuchillo.

Corta el repollo en tiras con el inserto rebanador del robot de cocina (o con el cuchillo o con el rebanador de pepino). Cortar los pimientos por la mitad, quitarles las semillas y también cortarlos muy pequeños. Corta el pimiento morrón en cubos.

Calentar el aceite en una sartén grande y sofreír las cebollas y los pimientos. Luego vierta el repollo y sazone con sal o espolvoree con caldo granulado, cubra con una tapa y baje la temperatura.

Después de 5 a 10 minutos, agregue los pimientos y mantenga la tapa puesta. Agrega condensación a la hierba. Cocine hasta conseguir la firmeza deseada.

Como plato principal para 1 persona 2 - 3 platos, como guarnición definitivamente es suficiente para más personas.

SALTEA ARDIENTE DE BUTTERNUT Y ZANAHORIA

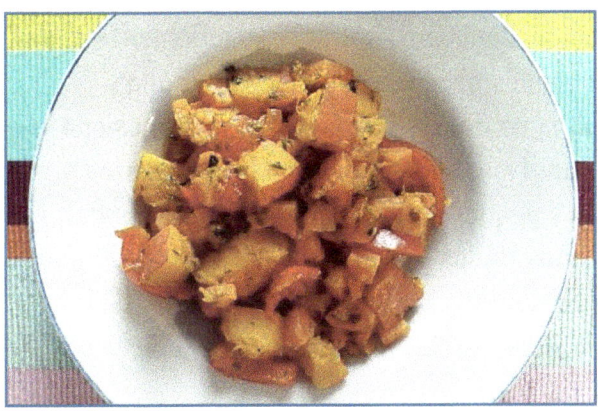

Porciones: 3

INGREDIENTES

- 580 gramos   Calabaza (s), peladas y pesadas
- 580 gramos   Zanahoria (s), peladas y pesadas
- 2 m. De cebolla grande (sustantivo)
- 1 disparo   petróleo
- Pimientos rojos)
- 2 dedos del pie / n   ajo
- Pimientos para mí 1 amarillo alargado y 1 amarillo esférico, pequeño
- 1 disparo   agua
- 2 cucharadas Caldo (especia milagrosa) o similar, caldo de grano alternativo
- ½ traste   Verde de cilantro

PREPARACIÓN

Corta las zanahorias y la calabaza por separado en cubos, el tamaño es determinante para el tiempo de cocción.

Mis cubos eran generalmente de aproximadamente 1 cm x 2 cm o un poco más grandes. Limpiar la cebolla y cortarla en cubos no demasiado pequeños. O presione el ajo o córtelo muy fino. Lavar y limpiar los pimientos y cortar en trozos pequeños. Retire las particiones del medio y los granos de los pimientos y córtelos en trozos pequeños. Tenga cuidado de no tocarse los ojos o las membranas mucosas con las manos. Lavar el cilantro y cortarlo en tiras finas.

Caliente el aceite en una cacerola grande y rehogue las cebollas, luego agregue las zanahorias y cocine por unos 10 minutos con la tapa cerrada. Posiblemente agregue un chorrito de agua y agregue el condimento milagroso o el caldo, aquí tiene que probar la cantidad. Solo entonces poner encima los dados de calabaza y el ajo. Baja la temperatura y deja que se cocine de nuevo con la tapa cerrada. Después de otros 5 minutos, agregue el pimentón y los chiles. Mezclar bien y dejar cocinar por otros 5 minutos a fuego mínimo. Finalmente mezcle el cilantro.

PUEDE TURNIP SOPA DE PAPRIKA

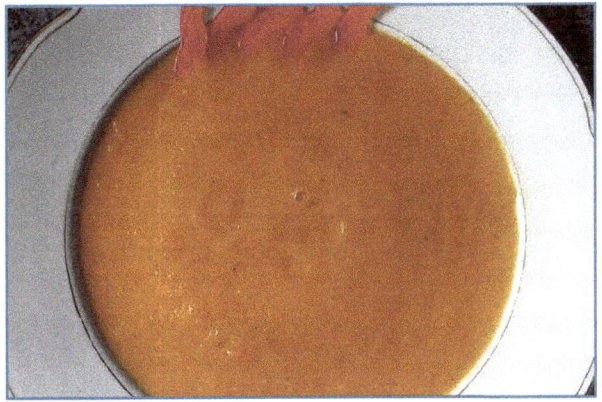

Porciones: 3

INGREDIENTES

- 1 cucharadita Aceite de coco o lo que quieras
- 1 pequeño   Cebolla (s), finamente picada
- 1 grande   Mayo nabos, pesaron aprox. 280 g limpios
- ½ pimiento (s) rojo (s)
- 300 ml Caldo de verduras
- norte. B.   sal y pimienta

PREPARACIÓN

Pele o talle los nabos de mayo (como desee) y córtelos en cubos. Lavar los pimientos, quitarles las semillas y también cortarlos en cubos.

Calentar el aceite en una cacerola y dejar que la cebolla se vuelva transparente. Luego, primero rellena la remolacha y luego los dados de pimiento. Rellenar con caldo y cocinar con la tapa cerrada hasta que todo esté blando. Haga puré la sopa con la batidora de mano o en una licuadora. Si es necesario, sazone con sal y pimienta. Si la sopa es demasiado espesa para ti, puedes llenarla con caldo.

Esto es suficiente para 2 personas como entrante.

SARTÉN SIMPLE DE PUERRO Y EGERLING

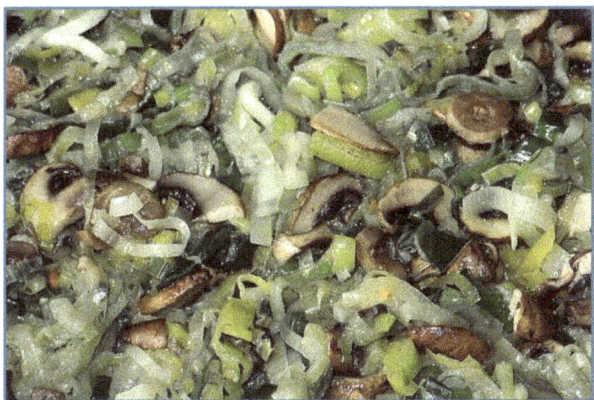

Porciones: 1

INGREDIENTES

- 1 cucharadita Aceite de coco u otro aceite
- 1 grande   Usa el puerro palo (s), también el verde
- 6 m. De grande   Egerlinge (champiñones marrones)
- 1 cucharadita Caldo de verduras granulado, posiblemente casero
- 1 pizca (s)   Pimienta, mas blanca para mi
- 1 disparo   Leche vegetal (bebida vegetal), para mí del dulce altramuz

PREPARACIÓN

Cortar el puerro en aros finos y lavar. Corta los champiñones en trozos no demasiado pequeños, córtalos por la mitad si es necesario y córtalos en rodajas.

En una sartén grande, calienta el aceite a fuego medio y fríe los aros de puerro. Cuando se pongan translúcidos, coloque los champiñones encima, sazone con caldo y revuelva de vez en cuando. Pruebe cuando haya llegado el punto de cocción. Refinar con un chorrito de leche vegetal, volver a hervir y sazonar con pimienta.

Para mí, este fue un plato grande, lleno y profundo y, por lo tanto, un plato principal. Como guarnición, puede ser suficiente para 2 personas.

APIO CON MANTEQUILLA DE NUECES

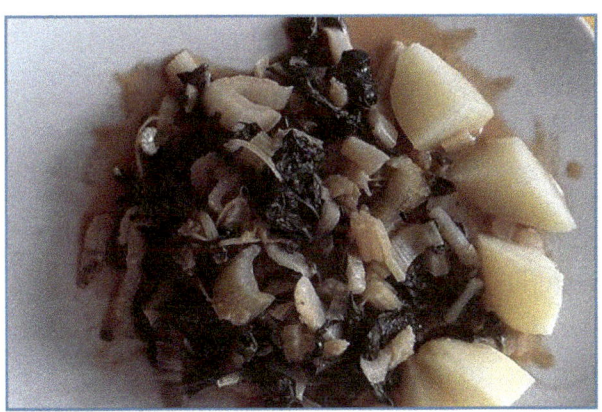

Porciones: 2

INGREDIENTES

- 1 disparo   Aceite, ad libitum
- 400 g Apio nabo, limpio y pesado
- 3 cucharaditas, amontonadas   Mantequilla de frutos secos, almendras, avellanas, etc.
- 100 ml agua
- 1 cucharadita Caldo, granulado, verduras posiblemente caseras o posiblemente saladas, etc.
- 1 cucharadita colmada   Cilantro, seco

PREPARACIÓN

Lave el apio y retire sus fibras longitudinales gruesas (similares a los frijoles). Dividir longitudinalmente en dos o tres tiras y cortar trozos pequeños.

Calentar el aceite en una cacerola y rehogar los trozos de apio. Espolvoree con caldo y vierta agua sobre él. Luego cubra y cocine a fuego lento durante unos minutos.

Justo antes de que creas que los trozos están bien, coloca la mantequilla de nueces sobre las verduras y déjalas derretir durante unos minutos con la tapa cerrada y a fuego lento. Espolvoree con el cilantro y revuelva vigorosamente. Posiblemente sazone al gusto.

Para mí este es un plato principal, como guarnición podría ser suficiente para dos personas.

Nota: una salsa no es buena aquí. Si desea más líquido, simplemente duplique el agua y posiblemente agregue más mantequilla de nueces. Sólo inténtalo.

PATATAS KOHLRABI CON AJO SALVAJE

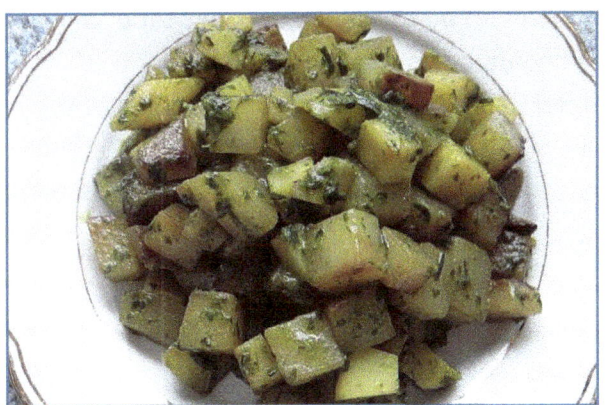

Porciones: 2

INGREDIENTES

- 500 g Colinabo, pelado y pesado
- 200 g Patata (s), peladas y pesadas
- 2 cucharadas, amontonadas Ramson Pesto
- 100 ml Leche de almendras (bebida de almendras)
- 1 disparo   Aceite, etc.
- norte. B.   sal y pimienta

PREPARACIÓN

Corta el colinabo en cubos. Corta las patatas en cubos un poco más pequeños. En una sartén antiadherente con tapa, calentar el aceite y freír los dados de colinabo. Pueden surgir aromas tostados. Pasado un rato, añade los dados de patata y sofríelos también. Mezclar la leche de almendras con la pasta de ajo silvestre y verter sobre la mezcla. Ponga la tapa y cocine a fuego lento hasta alcanzar el punto de cocción deseado. Si no te gusta tanto líquido como a mí, quita la tapa 2 o 3 minutos antes del final. Si es necesario, sazone con sal y pimienta.

Para un buen comensal, esto es solo 1 porción. Este plato puede ser tanto una guarnición como un plato principal.

Sartén de patatas y

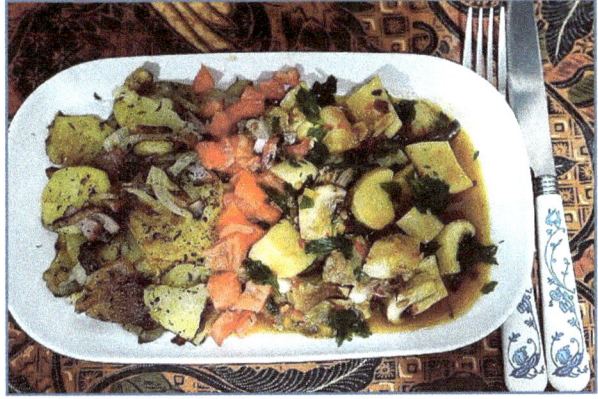

Porciones: 3

INGREDIENTES

- 1 kilogramo   Papa
- 200 g setas de cardo
- 200 g Hongos ostra rey
- 20 g   Champiñones, mezclados, secos
- 300 ml Caldo de verduras
- 1 grande   Leek stick (sustantivo)
- 2 dedos del pie / n   ajo
- 2 pequeños   Cebolla
- petróleo
- Pimienta o sal si es necesario
- 2 cucharaditas, amontonadas   Harina de altramuz, orgánica, cualquier otra harina seguramente funcionará

PREPARACIÓN

Remoje los champiñones secos de acuerdo con las instrucciones del paquete, córtelos en trozos pequeños si es necesario. Pelar las patatas y cortarlas en trozos pequeños (no demasiado pequeños). Corta los champiñones frescos en aproximadamente el mismo tamaño que las patatas. Cortar el puerro en rodajas, utilizar todo.

Pica la cebolla y el ajo en cubos pequeños.

Cuece las patatas con el caldo de verduras casi hasta que estén cocidas. Escurrir el caldo y recoger en un recipiente. Deje ambos a un lado.

Calentar un chorrito de aceite en una sartén y añadir primero las cebollas, luego los ajos y, al final, los aros de puerros, dejarlos traslúcidos y retirarlos.

Enrolle los champiñones en la harina. Calentar un chorrito de aceite en una sartén antiadherente y dejar que ataquen los champiñones. ¡Atención! Se adhiere ligeramente, posiblemente desglasar con un poco de caldo de verduras.

Agrega la mezcla de patatas, puerro y cebolla y el caldo de verduras restante a las setas y vuelve a calentar todo. Sazone al gusto con pimienta.

La cantidad de líquido puede variar, depende de cómo se sienta.

Para mí, este fue un plato principal, pero también se puede servir como guarnición.

CURRY A LA GRANDPA

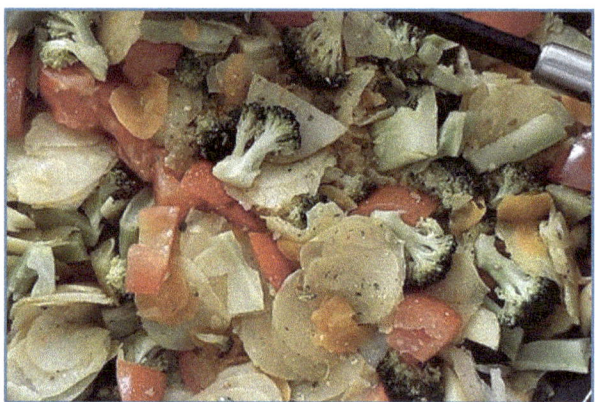

Porciones: 2

INGREDIENTES

- 1 cabeza   Brócoli (aproximadamente 500 g)
- 1 grande   Patata (s), finamente picada
- 5 m. De grande   Zanahoria (s), cortada en cubitos
- Cebolla (s), picada
- 5 m. De grande   Tomate (s), pelado, finamente cortado en cubitos
- 250 ml Caldo de verduras
- 2 cucharadas Pasta de curry, amarilla
- 1 pizca (s)   Cilantro en polvo
- 1 pizca (s)   Comino molido
- 1 cucharadita, nivelada   Hierba de limón, seca
- 2 cucharadas de té   Aceite (aceite de coco)

PREPARACIÓN

Cortar el brócoli en floretes pequeños, pelar el tallo y cortarlo en trozos pequeños. Derretir el aceite de coco en una sartén antiadherente y sofreír las cebollas junto con las patatas. Agrega los trozos de zanahoria y sigue friendo. Luego agregue los tomates cortados en cubitos y la pasta de curry. Agrega las especias restantes.

Llenar con aprox. 250 ml de caldo, revuelva bien e incorpore el brócoli. Ahora posiblemente reduzca el fuego. Cocine hasta conseguir la firmeza deseada (dependiendo del tamaño de los trozos de verdura).

COL BLANCA ORIENTAL-ASIÁTICA

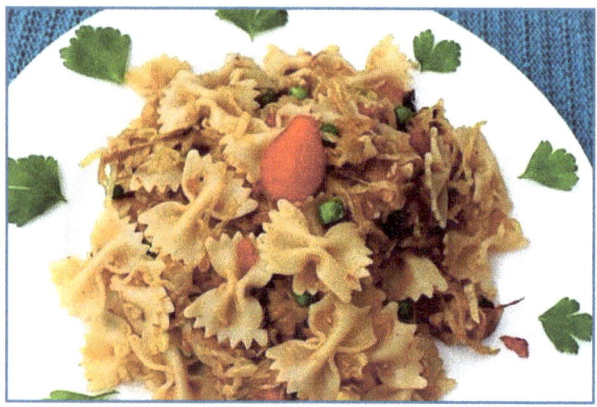

Porciones: 4

INGREDIENTES

- Repollo blanco, aprox. 500g
- Cebolla (s), aprox. 100 gramos
- Pimientos picantes, rojos, cortados en cubos
- Cuarto Tomate (s), pelado y cortado en cubos pequeños
- 1 cucharada   Aceite (aceite de coco)
- 1 cm   Jengibre, finamente picado o rallado
- 1 cucharadita Pimentón en polvo, picante como una rosa
- 1 cucharadita comino
- 1 cucharadita de canela en polvo
- ½ cucharadita Cilantro en polvo
- 1 cucharadita de cúrcuma

- 1 manojo   Perejil suave
- Posiblemente. sal
- 1 cucharadita de curry en polvo, posiblemente

PREPARACIÓN

Retire el tallo del repollo y córtelo en cubos pequeños con el cortador en juliana grueso. Corta las cebollas por la mitad y córtalas en mitades finas.

Caliente el aceite de coco en una sartén o cacerola grande. Sudar las cebollas. Ahora agregue comino, cúrcuma, jengibre, canela, pimentón en polvo y cilantro y revuelva, espere hasta que todo comience a oler (no freír demasiado). Antes de que la mezcla se pegue al fondo, agregue los cubitos de tomate, el pimentón y los cubitos de repollo y revuelva vigorosamente hasta que todo esté amarillo. Ahora asegúrese de cubrir con una tapa. Cuando haya hervido una vez, poner encima el perejil, no revolver y presionar la mezcla de hierbas. Vuelva a poner la tapa y déjela hervir a fuego lento durante unos 20-30 minutos. Luego mezcle bien. Si no es lo suficientemente picante, tal vez condimente con curry. Agregue sal al plato solo si es necesario.

ENSALADA DE PATATAS BAJA EN GRASA

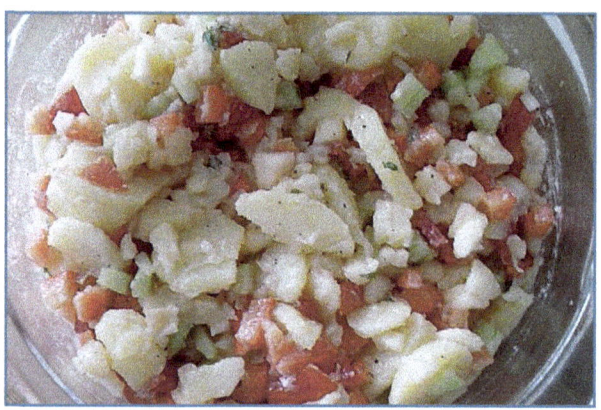

Porciones: 4

INGREDIENTES

- 1200 g Patatas cerosas
- ½ Cucumber (sustantivo)
- Cebolla
- Dientes de ajo)
- 1 m de altura manzana
- Pimientos rojos)
- 100 gramos   tomate cherry
- 3 cucharadas Jugo de limon
- 5 cucharadas Aceite de girasol
- 2 cucharadas de té   Jarabe de agave o 1 cucharadita de azúcar
- 3 tallos   Tomillo, más fresco
- 2 cucharadas crema

- sal y pimienta

PREPARACIÓN

Cocinar las patatas sin pelar y dejar enfriar. Retirar las semillas de los tomates, el pepino, el pimiento morrón y la manzana y cortar en trozos pequeños. Pelar la cebolla, picarla finamente y mezclarla con las verduras que ya se han cortado.

Retirar las hojas del tomillo y batir junto con el aceite, el jugo de limón, el sirope de agave, la nata, la sal y la pimienta para hacer un aderezo. Pelar y exprimir los dientes de ajo y agregar el jugo al aderezo. Agrega el aderezo de ensalada a las verduras preparadas y mezcla todo bien.

Ahora pela las patatas, córtalas en trozos finos y agrégalas a la ensalada. Por último, vuelve a mezclar bien la ensalada y déjala reposar durante al menos media hora en un lugar fresco. Antes de servir, sazonar nuevamente con un poco de sal, pimienta y jugo de limón si es necesario.

PATATAS AL AJO SALVAJE

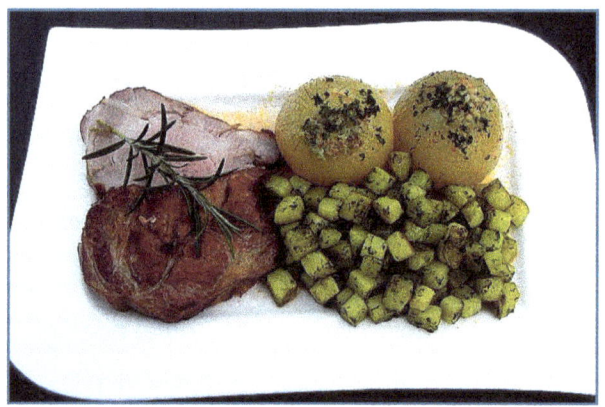

Porciones: 1

INGREDIENTES

- 1 grande   Papa
- 1 cucharadita colmada   Pasta, (pasta de ajo silvestre, ¡sin pesto!)
- 1 cucharada   Aceite de colza o similar
- 1 pizca (s)   Sal al gusto
- norte. B.   Caldo de verduras

PREPARACIÓN

Pelar las patatas y cortarlas en cubos pequeños. Calentar el aceite en una sartén antiadherente y freír las patatas. Revuelva el caldo de verduras con la pasta de ajo silvestre hasta que quede suave y rocíe / cubra las papas con él (use suficiente caldo para que las papas "floten"). Continúe cocinando mientras revuelve hasta que el líquido se haya evaporado, luego las papas también deben estar listas. Si es necesario, sazone con sal.

Consejo:

Por cierto, hay excelentes recetas de pasta de ajo silvestre aquí en la República Checa.

PAN DE CALABAZA

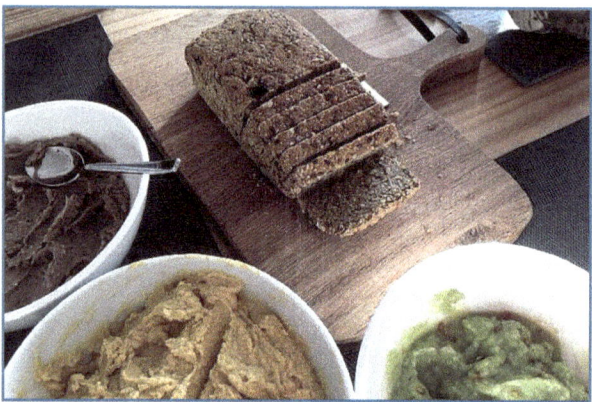

Porciones: 1

INGREDIENTES

- 200 g Carne de calabaza (Hokkaido, butternut o similar)
- 50 ml agua
- 150 g Alforfón
- 50 gramos   Arroz integral
- 50 gramos   Quinua
- 20 g   Harina de semillas de uva
- 30 g   Harina de almendra
- 2 cucharadas Aceite de oliva o aceite de coco
- 2 cucharadas de té   Levadura en polvo
- 1 cucharadita colmada   sal
- 1 puñado de núcleos, por ejemplo, B. Calabaza, girasol, sésamo
- norte. B.   cilantro
- norte. B.   Carvi

- norte. B.   comino
- norte. B.   anís
- 2 cucharadas Semillas de pulgas
- ½ taza agua

PREPARACIÓN

Corta la calabaza en trozos pequeños y hiérvela en un poco de agua hasta que esté blanda. Mezclar el psyllium en media taza de agua y dejar que se hinche. Precalienta el horno a 170 grados.

Luego, machaca finamente la calabaza enfriada con un tenedor.

Picar los granos. Moler finamente el grano al gusto y mezclar con las harinas, la sal y el polvo de hornear. Mezclar con las semillas y, si lo desea, las especias. Mezclar rápidamente la harina y la calabaza con aprox. 50 ml de agua.

Forme una hogaza con la mezcla y colóquela en una bandeja para hornear engrasada. Hornee por unos 40 minutos, luego deje enfriar.

La composición de la harina se puede variar según se desee. La harina de amaranto o castaña, que es muy dulce, también serían alternativas. Sin embargo, la harina de pepitas de uva no debe representar más del 10% de la cantidad total de harina.

Nota: La harina de almendras se ha desengrasada y se crea cuando se presiona el aceite de almendras.

ENSALADA DE COL ROJA, NARANJA Y NOGAL

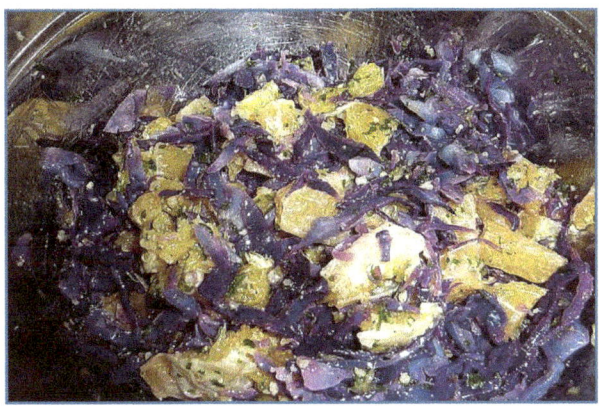

Porciones: 2

INGREDIENTES

- ½ repollo morado más pequeño
- 2 naranjas)
- 3 cm   Raíz de jengibre, fresca
- 2 cucharadas aceite de oliva
- 4 nueces picadas
- ½ limón (s), exprimido
- Comino en polvo
- perejil
- sal y pimienta

PREPARACIÓN

Lavar la col roja y cortarla en tiras finas. Escaldar durante cinco minutos en agua hirviendo, escurrir y dejar enfriar.

Filetear las naranjas. Pelar y picar finamente la raíz de jengibre. Mezclar con aceite de oliva, jugo de limón, comino en polvo, perejil y sal y pimienta para formar una marinada.

Mezclar la col lombarda y los filetes de naranja con las nueces, incorporar la marinada y dejar reposar durante 10 minutos.

COLIFLOR CON SALSA DE COCO Y LIMON

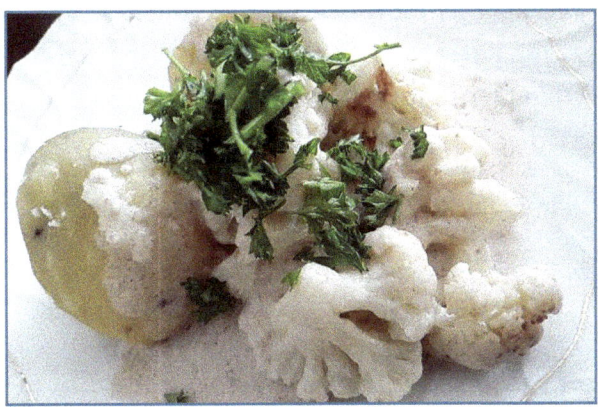

Porciones: 1

INGREDIENTES

- 300 g coliflor
- 1 cucharada petróleo
- 100 ml Leche de coco
- 2 cucharadas Jugo de limon
- 1 cucharadita de azúcar de flor de coco u otro edulcorante
- sal
- 1 pizca (s) de pimienta de cayena
- Posiblemente. Harina de coco

PREPARACIÓN

Divida la coliflor en floretes pequeños y también corte el tallo en trozos pequeños.

Calentar el aceite en una cacerola y freír la coliflor con la tapa cerrada. Revuelva con frecuencia y no se dore demasiado. Mezcla la leche de coco con limón, pimienta de cayena y el edulcorante de tu elección (la gente de GAT sabe a qué me refiero) y desglasa la coliflor con ella. Cocine a fuego lento a temperatura media con una olla abierta hasta que esté firme al bocado.

Si la salsa está muy líquida, úntela con harina de coco.

Como a menudo como verduras sin patatas, arroz, etc., esta fue una comida completa para mí.

Como guarnición, seguro que será suficiente para 2 personas.

BRÓCOLI EN LA CAMA DE CEBOLLA

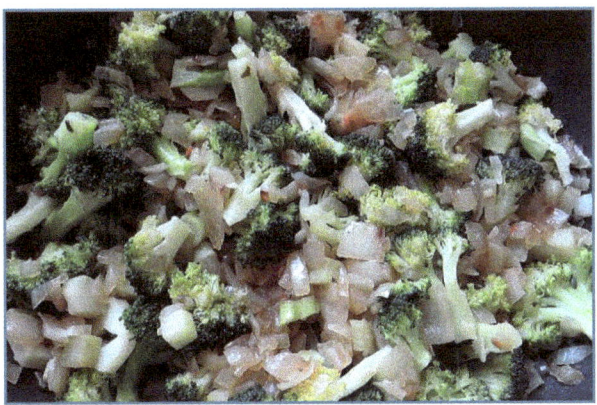

Porciones: 2

INGREDIENTES

- Brócoli, aprox. 500 g
- 4 m. De grande   Cebolla (s), aprox. 400 g
- pequeño   Caldo, caldo concentrado, alternativamente granular o condimento milagroso
- pimienta de cayena
- norte. B.   sal
- 2 cucharadas Aceite o lo que quieras

PREPARACIÓN

Divida el brócoli en floretes pequeños, pele el tallo y córtelo en trozos pequeños. Corta la cebolla en cubos no demasiado pequeños.

En una sartén con tapa calentar el aceite y dejar que las cebollas tomen color. Ésto tomará unos minutos. Espolvoree generosamente con pimienta de cayena y revuelva. Agrega el caldo y los floretes de brócoli y cuece al vapor con la tapa cerrada y a temperatura reducida hasta alcanzar la firmeza deseada. Revuelva de vez en cuando, dejando que la condensación fluya hacia la sartén.

Como guarnición, definitivamente es suficiente para 2 personas. Cualquiera que me conozca sabe que es un plato principal para mí.

APIO CON VERDES

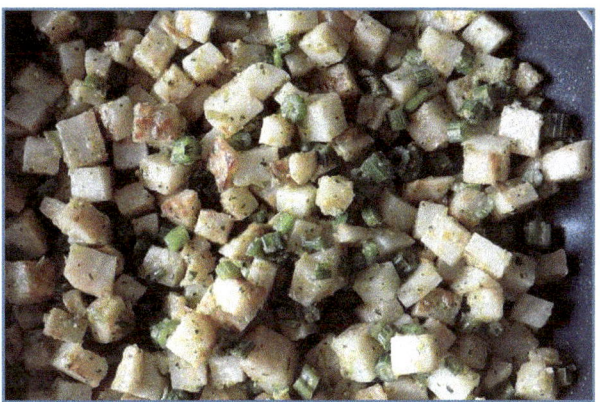

Porciones: 2

INGREDIENTES

- 1 cucharada   Aceite de coco
- 1 grande   Apio nabo con verde, pelado aprox. 600 gramos
- 2 cucharadas Sopas de verduras, caseras, saladas, recetas en la base de datos.
- 100 ml Leche de coco
- norte. B.   sal y pimienta

PREPARACIÓN

Cortar el verde del tubérculo y limpiar el apio, cortar en rodajas y luego en cubos. Lava las hojas de apio, arranca las hojas de los tallos y úsalas para las hojas de sopa saladas si es necesario (este fue mi caso). Corta los tallos en rodajas finas.

Deje que el aceite de coco se caliente en una sartén grande y rebozada y fría los trozos de apio a fuego medio durante unos minutos, dando vueltas una y otra vez. Pueden desarrollarse aromas tostados. Luego agregue las rodajas de tallo y saltee durante unos minutos. Mezcle la leche de coco con las verduras de sopa saladas, agregue a la sartén, revuelva brevemente y deje hervir a fuego lento con la tapa puesta. Cuando haya alcanzado el "tiempo de cocción", puede agregar sal y pimienta al gusto.

Para mí este fue un plato principal, como guarnición debería ser suficiente para dos personas.

Nota: 100 ml de leche de coco no hacen mucha salsa, no me gusta mucho. Si quieres que sea más fluido, puedes jugar con la cantidad de fluido.

CURRY DE PATATAS DULCES Y BERENJENAS

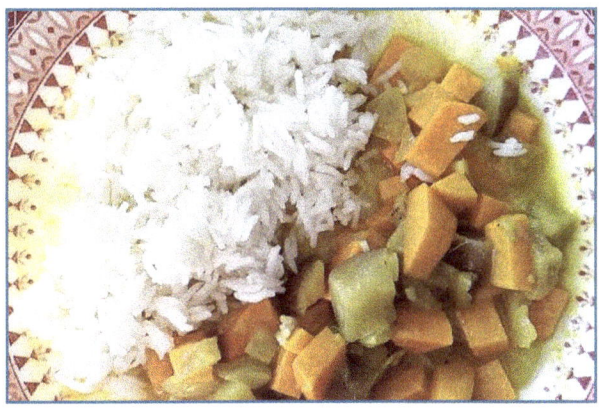

Porciones: 4

INGREDIENTES

- 500 g Batata
- ½ berenjena (sustantivo)
- 100 ml zumo de naranja
- 400 ml Leche de coco
- 2 Onion (sustantivo)
- Dientes de ajo)
- 1 cucharada   Polvo de curry de Madrás, caliente
- 1 cucharada   Polvo de cúrcuma
- 1 cucharada   Aceite de coco
- sal

PREPARACIÓN

Lavar la berenjena, cortar en cubos aprox. 1 x 1 cm y colocar en un baño de sal durante 15 minutos.

Pelar y cortar en dados los boniatos. Consejo: cuanto más pequeños sean los cubos, más rápido se cocinará la batata. Pelar y cortar en dados las cebollas. Pelar y presionar los ajos.

Caliente el aceite de coco en un wok. Sacar la berenjena del baño de sal, secar y freír brevemente por todos lados en el wok. Agregue las batatas, las cebollas y el ajo y saltee. Agregue las especias y fría hasta que esté fragante. A continuación, desglasar con leche de coco, zumo de naranja y, si es necesario, un poco de agua y dejar hervir a fuego lento durante 15 minutos.

Verifique si las batatas están firmes al bocado pero cocidas, entonces el curry está listo.

Sabe muy bien con arroz o amaranto.

PATATAS DE ZANAHORIA Y CALABACIN CON HARINA DE BUCKWHEAT

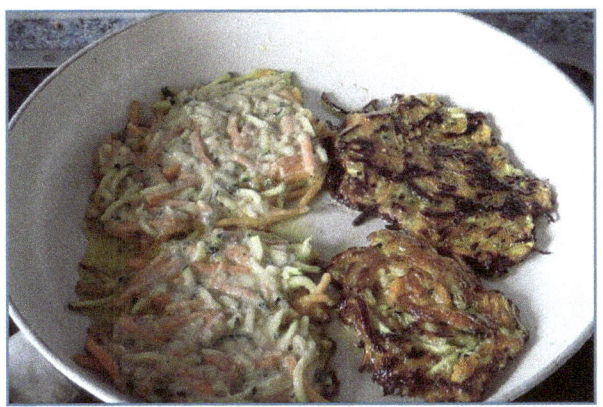

Porciones: 2

INGREDIENTES

- 250 g Zanahoria
- 250 g calabacín
- 5 cucharaditas, amontonadas   Harina de trigo sarraceno
- 1 cucharadita colmada   Polvo de caldo de verduras, granulado
- 1 disparo   Leche vegetal (bebida vegetal) o crema vegetal
- petróleo

PREPARACIÓN

Pele o raspe las zanahorias (como está acostumbrado) y córtelas en julianas finas con la cortadora de verduras. Lava el calabacín y córtalo en tiras. Colocar en un bol, agregar la crema vegetal y mezclar con la harina de trigo sarraceno y el caldo de verduras. No debería estar demasiado líquido. Hornee hamburguesas pequeñas y planas en una sartén con aceite a fuego medio.

Las hamburguesas se pueden comer como plato principal o como guarnición.

También se puede servir como aperitivo en el sentido de pakoras.

ROLLOS DE COL DE SAVOY CON UN RELLENO COLORIDO

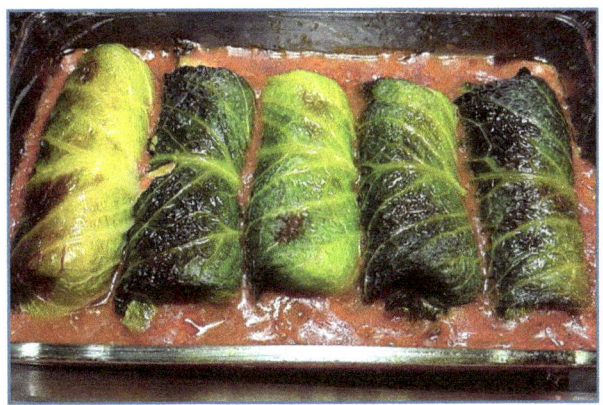

Porciones: 2

INGREDIENTES

- 5 grandes   Hojas de col de Saboya
- 400 g Papa (s), peladas, pesadas, cortadas en cubitos
- 200 g Calabaza (s), cortada en cubitos, pesada sin corazón, p. Ej. B. Hokkaido
- Pimiento (s) rojo, finamente picado
- 1 m. De grande   Cebolla (s), finamente picada
- 2 grandes   Diente (s) de ajo, finamente picado
- 1 lata   Tomates, gruesos, aprox. 400 g
- 200 ml Caldo de verduras
- 3 cucharadas Petróleo por ejemplo, B. Aceituna asada

- 1 pizca (s)   pimienta de cayena
- 1 pizca (s)   nuez moscada
- sal y pimienta

PREPARACIÓN

Separar las hojas de col de col rizada del tallo, aplanar las venas gruesas de las hojas y cocinar las hojas en abundante agua con sal durante 4-5 minutos, luego enjuagar con agua fría y alisar o secar entre 2 paños de cocina con un rodillo.

Hervir las patatas en un poco de agua con sal hasta que estén blandas, escurrir el agua, condimentar las patatas con nuez moscada y pasarlas por una prensa de patatas. Haz lo mismo con la calabaza, solo condimenta con pimienta de cayena.

En una cacerola adecuada, dorar las cebollas en aceite caliente y desglasar con los tomates, verter el caldo y dejar hervir a fuego lento unos minutos. Ponga todo en una fuente simple o para cazuela.

También sofreír el ajo en aceite y sofreír el pimentón cortado en cubitos, luego sazonar con sal y pimienta.

Ahora cubra las hojas de col de col rizada en partes iguales: primero la mezcla de papa, luego la mezcla de calabaza y encima el pimentón cortado en cubitos. Las hojas de las costillas gruesas comienzan a enrollarse, se doblan hacia los lados y terminan de enrollarse. Coloque los rollitos con el extremo abierto en la salsa de tomate y unte con aceite.

Hornee los rollitos de col de Saboya a 180 ° C - 200 ° C a fuego superior / inferior durante aprox. 40 minutos.

Esto va bien con papas hervidas o, si lo desea, con arroz.

CREPES DE LINAJA CON VERDURAS

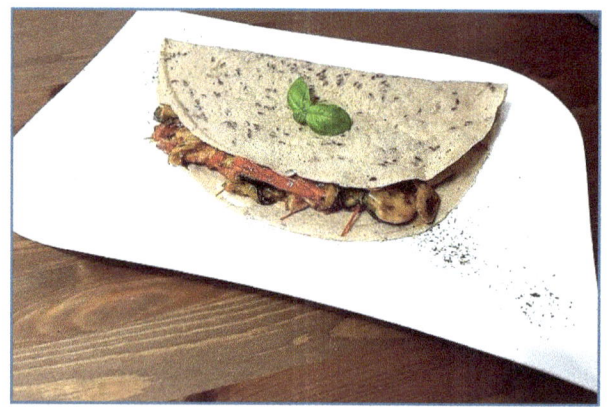

Porciones: 4

INGREDIENTES

- 200 g Harina de trigo sarraceno
- 300 g agua
- Cuarto yema
- 1 pizca (s)   sal
- 2 cucharadas linaza
- 30 g   Mantequilla de hierbas
- 500 g Hongos
- 500 g Pimientos rojos)
- calabacín
- 200 g crema
- 1 cucharada   Perejil, TK
- 1 cucharada   Albahaca, TK
- sal

- pimienta de cayena
- Aceite vegetal
- Derretimiento de pizza, vegano

PREPARACIÓN

Poner en un bol harina de trigo sarraceno, agua, yema de huevo, linaza y una pizca de sal y batir con batidora eléctrica durante unos buenos 5 minutos. Pon la masa terminada en el frigorífico para que descanse un poco.

Ponga la mantequilla de hierbas en una sartén y caliéntela. Lave y corte las verduras y agréguelas a la mantequilla de hierbas. Para evitar que los champiñones se rieguen, conviene saltearlos muy calientes. Agregue las hierbas y especias a la sartén de verduras y vierta sobre la crema. Deje que la crema hierva casi por completo mientras revuelve.

Saca la masa del frigorífico. Unte la plancha para crepes, la sartén para crepes o una sartén normal con un poco de aceite vegetal y caliente. Extienda rápidamente un cucharón de la masa en el plato caliente. Pasado un rato, voltea la crepe y fríe por el otro lado.

Cuando todas las crepas estén fritas, rellénalas con las verduras y, si quieres, espolvorea con un poco de pizza derretida vegana.

COLIFLOR SOBRE BROTES DE AJO SALVAJE

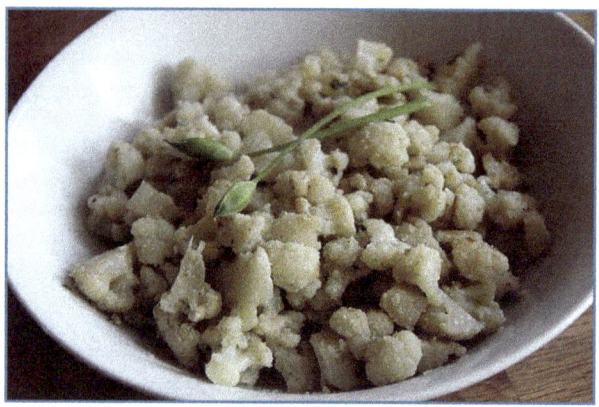

Porciones: 3

INGREDIENTES

- 1 más pequeñocoliflor
- 1 cucharada colmada Aceite de coco
- 4 cucharaditas, amontonadas   Ajo silvestre (capullos de ajo silvestre o mermelada de flores)
- 1 puñado de almendras (n) (copos de almendras)
- 200 ml Leche de almendras (bebida de almendras)
- 1 pizca (s) de sal

Corta la coliflor en floretes muy pequeños y fríelos vigorosamente en aceite de coco caliente en una sartén grande antiadherente. Puede haber aromas tostados.

En un tazón alto, mezcle la leche de almendras con la papilla de capullos de ajo silvestre o flor de ajo silvestre con las almendras. Agregue esta mezcla a la coliflor en la sartén, revuelva, reduzca la temperatura y cubra con una tapa. Cocina la coliflor hasta que tenga la firmeza deseada, revolviendo de vez en cuando. Si no le gustan los líquidos, debe cocinar abierto durante los últimos minutos.

Finalmente, sal según sea necesario.

Como guarnición, esto es suficiente para 3 personas, para mí siempre es un plato principal y me llena.

SOPA DE PEPINO CON AJO SALVAJE

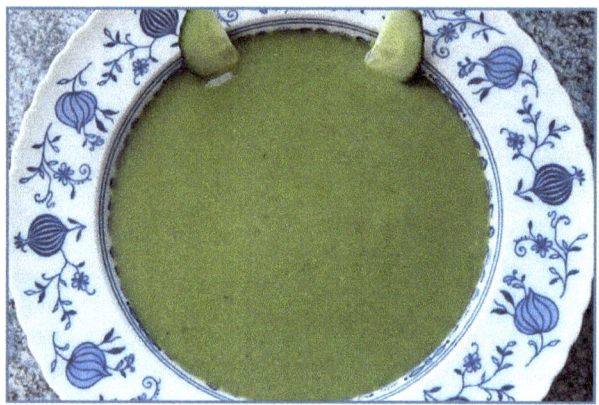

Porciones: 2

INGREDIENTES

- 1 m. De grande   Cebolla (s), finamente picada
- 1 pequeño   Patata (s), aprox. 40 - 50 g, finamente picada
- 1 cucharada   Aceite u otra grasa
- ½ m. Tamaño Pepino (s), cortado en cubitos
- 4 cucharaditas, amontonadas   Pasta de especias (pasta de ajo silvestre)
- ¼ de cucharadita, trabajada Hojuelas de chile, dosis al gusto
- norte. B.   agua
- 1 cucharadita de caldo de verduras, granulado

PREPARACIÓN

Calentar el aceite en una cacerola y dejar que las cebollas se vuelvan traslúcidas. Agregue los trozos de papa y sude en ellos durante 1 - 2 minutos.

Vierta los cubos de pepino, espolvoree con caldo de verduras en polvo y desglasar con agua. Solo lo suficiente para cubrir los cubos de pepino.

Baja la temperatura y tapa. Cocine a fuego lento durante unos 5 minutos y luego vierta la pasta de ajo silvestre y el chile y revuelva. Cierre la tapa nuevamente y deje que se cocine hasta que le parezca lo suficientemente suave. Puré, listo.

VERDURAS SALTEADAS DE COLORES

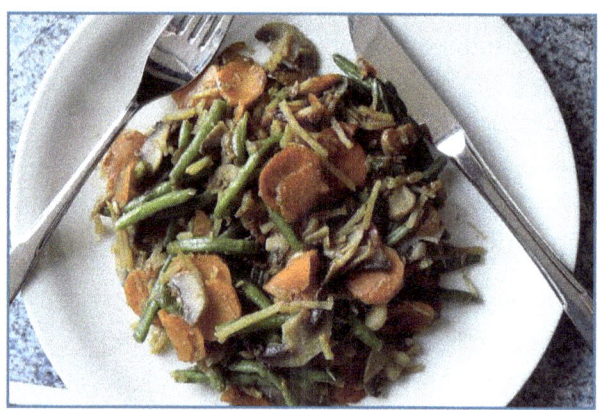

Porciones: 2

INGREDIENTES

- 1 disparo   petróleo
- 1 m. De cebolla grande, finamente picada
- 1 grande   Diente (s) de ajo, finamente picado
- 250 g Zanahoria (s), peladas y pesadas
- 250 g Patata (s), peladas y pesadas
- 250 g Frijoles, verdes, posiblemente congelados
- 250 g Hongos
- 1 cucharadita de cardamomo en polvo colmado
- 1 cucharadita de caldo de verduras colmado, granulado

PREPARACIÓN

Corta las zanahorias en rodajas finas con la cortadora de pepinos. Posiblemente rompa los frijoles congelados una vez. Corta los champiñones en rodajas y corta las patatas en tiras finas con el cortador de juliana.

En una sartén grande antiadherente con tapa, sofreír la cebolla y el ajo. A continuación, sofreír las zanahorias, unos minutos y luego las tiras de patata. Pon la tapa. Si tiene la sensación de que los dos últimos ingredientes se acercan al punto de cocción, deje que los frijoles hiervan a fuego lento durante unos minutos. Finalmente incorpore los champiñones y sazone todo con cardamomo y caldo de verduras. Reduzca la temperatura significativamente y deje reposar las verduras solo a fuego lento con la tapa cerrada. El tiempo de cocción es un poco "cuestión de sensaciones", según el grosor o el grosor de las verduras cortadas.

Si es necesario, agregue sal al plato en el plato.

Puede ser un plato principal o una guarnición.

PLATO AFILADO

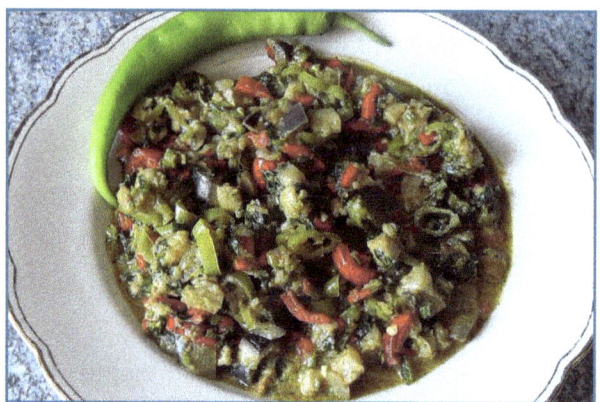

Porciones: 1

INGREDIENTES

- Aceite al gusto
- Berenjena (s), aprox. 350-400 g
- Cuarto Variedad de pimiento puntiagudo Sivri
- Pimienta puntiaguda, roja
- 1 puñado   Perejil (cortado y medido)
- sal y pimienta
- 2 disparos   Leche vegetal (bebida vegetal) (leche de almendras, etc.), opcional

PREPARACIÓN

Lavar las berenjenas, pelarlas a lo largo en tiras y cortarlas en cubos. Lave el Sivri y córtelo en anillos finos con las semillas, deseche el extremo del tallo. Lave y descorazone los pimientos y córtelos en cubos pequeños. Lavar y picar finamente el perejil.

En una sartén con tapa, calentar el aceite (la cantidad depende de ti) y freír los cubitos de berenjena, primero abrir y luego tapar. Cuando las berenjenas estén a la mitad, añadir los pimientos, remover y sofreír a fuego lento. Revuelva de vez en cuando.

Sal y pimienta al gusto, agrega un poco de líquido si se seca demasiado. Mezcle el perejil y cocine al vapor hasta que esté firme al picar.

Sazonar al gusto, si está demasiado caliente verter un poco de leche vegetal y dejar hervir unos minutos (¡así fue para mí!).

La multitud, un gran plato hondo, fue un plato principal para mí. Como guarnición, puede ser suficiente para 2 personas.

ALBÓNDIGAS VEGANAS A PARTIR DE FRIJOLES MUNG BROTEADOS

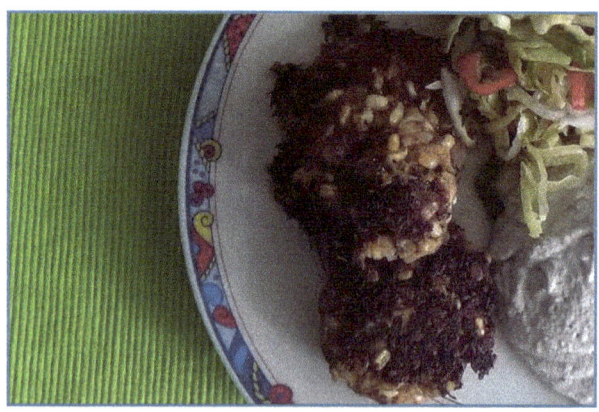

Porciones: 3

INGREDIENTES

- 100 gramos   Frijoles (frijoles mungo), secos
- Cebolla
- Dientes de ajo)
- 1 cucharada   Pasta de tomate
- 1 cucharadita Harina de lino o linaza molida
- ½ cucharadita Sal ahumada
- ½ cucharadita Comino, molido o molido
- pimienta
- Albahaca seca
- Mejorana, seca
- Cilantro, seco
- Aceite para freír

PREPARACIÓN

Remoja los frijoles mungo durante la noche. Luego colocar en un colador, enjuagar y luego dejar germinar en un colador sobre un recipiente durante aproximadamente 2 - 3 días, enjuagando por la mañana y por la noche.

Hervir los frijoles mungo germinados durante aprox. 10-15 minutos, escurrir y dejar enfriar un poco.

Mientras tanto, pique finamente la cebolla, presione el ajo a través de una prensa y agregue ambos a los frijoles. Agrega todos los demás ingredientes y amasa todo bien. Forma aprox. 6 - 8 albóndigas de la masa.

Calentar el aceite en una sartén y sofreír las albóndigas por ambos lados durante aprox. 5 - 8 minutos, ¡no dejes que se calienten demasiado!

Sugerencias:

Por supuesto, también puede usar frijoles mungo germinados, pero luego deben cocinarse más tiempo, aprox. 1 hora. Los frijoles mungo germinados no son básicos y tienen menos nutrientes.

Si usa semillas de lino trituradas, la masa debe reposar durante unos 15 minutos para que las semillas de lino se hinchen y desarrollen su fuerza adhesiva. Con la harina de lino, la masa se puede seguir procesando de inmediato.

ACEITE DE MENTA, PASTA DE MENTA

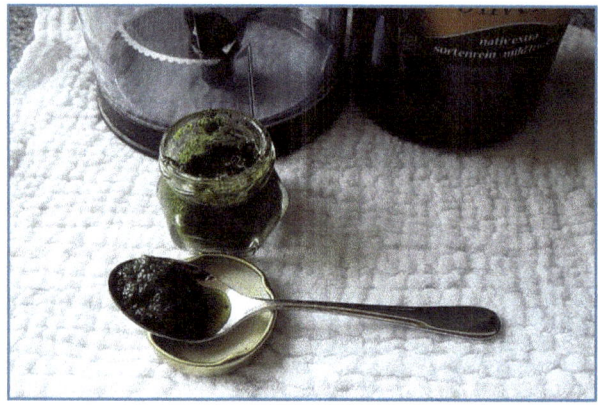

Porciones: 1

INGREDIENTES

- 1 puñado de hojas de menta (un puñado grande)
- norte. B. Aceite de oliva, suave, afrutado
- norte. B.   sal

PREPARACIÓN

Arranca las hojas de menta de los tallos, lava. Mezclar en una licuadora con una buena pizca de aceite y una buena pizca de sal para hacer una pasta que ya no sea muy espesa. "Juega" con aceite, hojas de menta y sal hasta que el sabor y la consistencia sean los adecuados para ti.

CREMA DE ANACARDO

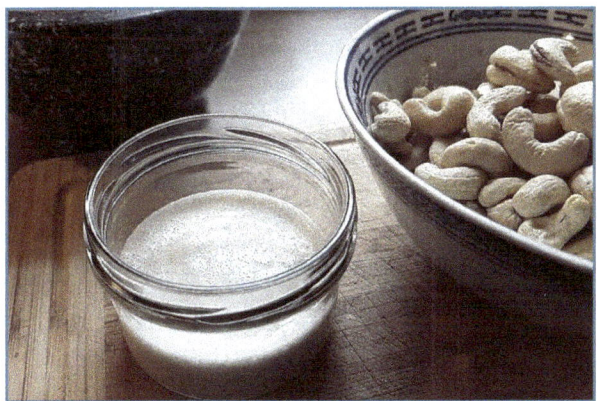

Porciones: 1

INGREDIENTES

- 250 g Anacardos sin sal
- 500 ml agua

PREPARACIÓN

Coloque las nueces de anacardo en un recipiente adecuado y llénelo con suficiente agua para cubrirlas con agua de aproximadamente dos dedos de ancho. Remojar durante al menos 2 horas, preferiblemente 3 horas.

Luego escurrir los granos en un colador y hacer puré con el agua en una licuadora. Mezclar hasta obtener una masa homogénea.

La cantidad de agua se puede variar, dependiendo de qué tan espesa le gustaría la crema.

Ponga el sustituto de la crema vegana en una botella de leche o recipiente similar. La crema se mantendrá en el refrigerador durante aproximadamente 3 a 5 días.

Desafortunadamente, no puede batirlo, por lo que es más adecuado como base de salsa o como adición de salsa.

Los anacardos deben remojarse para que puedan procesarse más fácilmente. Sin embargo, esto no es absolutamente necesario si tiene una batidora de pie o un dispositivo similar. Sin embargo, encuentro una batidora de mano un poco inadecuada.

PLACAS DE PRIMAVERA

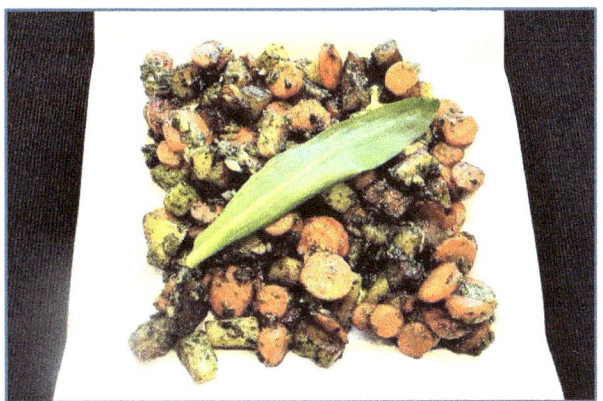

Porciones: 1

INGREDIENTES

- 1 disparo   Aceite, al gusto
- 3 m. De zanahoria grande
- 3 m. De papa grande
- 2 cucharadas de pasta de ajo silvestre colmada, con almendras picadas

PREPARACIÓN

Pelar las zanahorias y cortarlas en rodajas. Pelar las patatas y cortarlas en trozos del mismo tamaño que las zanahorias.

En una sartén con tapa, calentar el aceite y agregar las zanahorias. Revuelva un par de veces y luego agregue las papas. Freír la mezcla de patata y zanahoria, dándole la vuelta varias veces. Pueden surgir aromas tostados. Agrega la pasta de ajo silvestre. Baja el fuego y tapa.

Revuelva después de unos minutos y cocine hasta que esté firme al picar. Sazone según sea necesario.

Para mí, este fue un plato principal, como guarnición podría ser suficiente para 2 personas.

CREMOSO, CALIENTE 3 K PAN

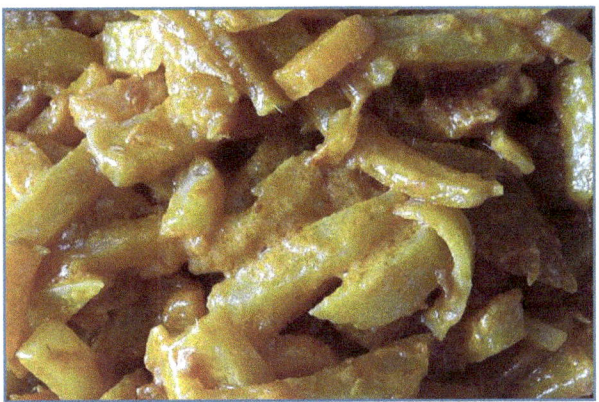

Porciones: 2

INGREDIENTES

- 170 gramos   Zanahoria (s), peladas y pesadas
- 170 gramos   Colinabo, pelado y pesado
- 170 gramos   Patata (s), peladas y pesadas
- 1 disparo   Aceite el que prefieras
- 100 ml Leche de coco
- 1 cucharadita de pasta de curry colmada
- 2 cucharadas, amontonadas Pulpa de tomate y pimiento
- Posiblemente. sal

PREPARACIÓN

Cortar las zanahorias, las patatas y el colinabo en trozos del tamaño de patatas fritas. Agregue la pasta de curry (tenía amarillo) y la pulpa en la leche de coco.

En una sartén con tapa, calienta el aceite a fuego medio (7 de 9) y deja que se levanten primero las zanahorias, luego las tiras de colinabo, luego agrega las papas. Revuelva después de cada paso. Ahora vierte la pasta de leche de coco, revuelve, tapa y baja el fuego a aprox. 3 de 9. Deje que el agua condensada fluya hacia la olla una y otra vez. Deje hervir a fuego lento hasta que las patatas estén cocidas. Apague la estufa y déjela reposar durante unos minutos. Agregue sal si lo desea.

Las cantidades dadas fueron pura coincidencia y no tienes que ser servil para cumplirlas.

Con buenos comedores, solo una persona puede estar llena.

Puede ser tanto un plato principal como un acompañamiento.

ENSALADA RÁPIDA Y PEQUEÑA DE REMOLACHA

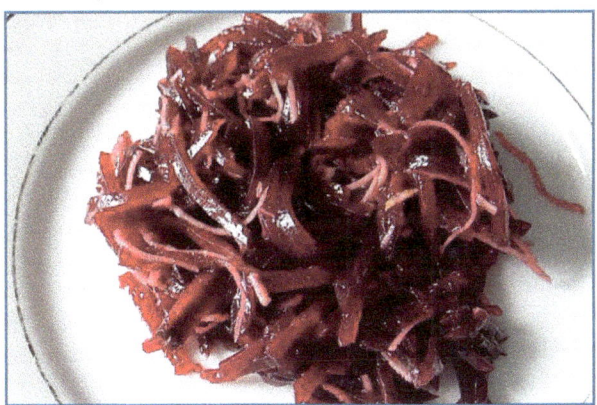

Porciones: 1

INGREDIENTES

- 2 bolas / n de remolacha, cocida
- 1 cucharada   Rábano picante, rallado, del frasco
- 1 disparo   Aceite de oliva o lo que prefieras
- Algo de sal

PREPARACIÓN

Cortar la remolacha en juliana fina, mezclar con el rábano picante rallado y el aceite. Condimente todo con sal.

El plato también se puede servir como guarnición o como plato intermedio.

CURRY DE COL ROJA Y PATATAS

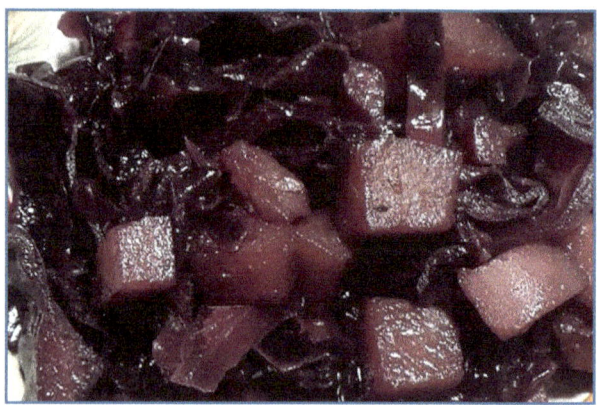

Porciones: 4

INGREDIENTES

- 250 g Col lombarda (lombarda)
- 250 g Patata (s), peladas y pesadas
- 1 m. De grande   Cebolla (s), roja
- 1 disparo   Aceite de colza
- ½ cucharadita comino
- ½ cucharadita cilantro
- 2 cucharaditas, amontonadas   polvo de curry
- 200 ml Caldo de verduras

PREPARACIÓN

Pelar la cebolla y cortarla en aros finos. Cortar la col lombarda en tiras finas o en rodajas (con la cortadora de pepinos, ajuste más fino, la forma más rápida). Corta las patatas en cubos pequeños.

Calentar el aceite en una cacerola (nivel 7 de 9 posible) y dejar que las cebollas se vuelvan traslúcidas. Luego agregue las especias, revuelva y solo desglasar con el caldo cuando las especias comiencen a oler. Luego, coloque capas de repollo y papas en capas. Pon una tapa a la olla. No revuelva todavía, solo cuando comience a hervir a fuego lento, baje el fuego (nivel 2 de 9 posible) y revuelva vigorosamente. Deje hervir a fuego lento hasta que las papas estén cocidas y el repollo esté tan suave o firme al morder como desee.

Si es necesario, sazone con sal en el plato preparado.

Puede que no se vea tan bien en términos de color, pero sabe bien.

CRUMBLE DE ARÁNDANOS SIN HARINA NI AZÚCAR

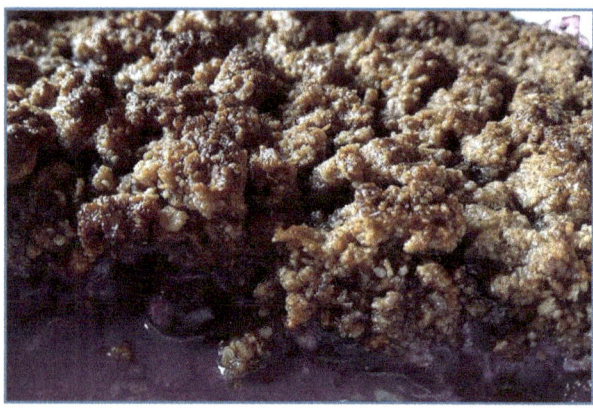

Porciones: 4

INGREDIENTES

- Grasa para el molde, vegana
- 400 g Arándanos, frescos o congelados
- 75 g   Mantequilla blanda
- 50 gramos   Avena tierna
- 2 cucharadas Jarabe de dátil o miel
- 50 gramos   Almendra molida
- 1 cucharadita de levadura en polvo
- 1 cucharadita de canela en polvo
- 2 huevos)
- 1 cucharada   Leche de almendras (bebida de almendras) o leche de avena (bebida de avena)

PREPARACIÓN

Primero, engrase un poco una fuente para hornear para que después no se pegue nada del crumble.

Lavar las frutas y ponerlas en el plato engrasado.

Coloque la mantequilla ablandada, el jarabe de dátiles, la avena, las almendras molidas, el polvo de hornear y la canela en un tazón y mezcle con una batidora para formar una masa pegajosa. Distribuya esta masa uniformemente sobre las bayas en migas más grandes y más pequeñas.

Finalmente batir los huevos con el sucedáneo de la leche y verter este líquido sobre el crumble.

Hornee en el horno precalentado a 180 ° C de temperatura superior / inferior durante aprox. 30 - 40 minutos. Si el crumble se oscurece rápidamente, cúbralo con papel de aluminio para protegerlo.

El crumble tiene un sabor cálido y frío.

Un postre especial: ¡disfrútalo caliente y con nata montada!

SOPA DE CALABAZA RÁPIDA EN MONSIEUR COISINE

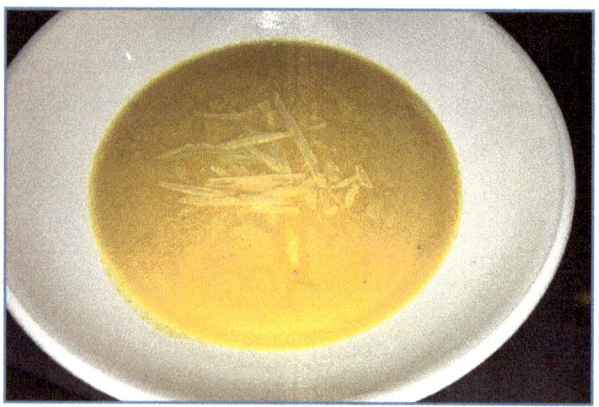

Porciones: 3

INGREDIENTES

- 2 m. De grande   Cebolla
- 2 cucharadas de té   aceite de cacahuete
- 1 m de altura Calabaza de Hokkaido (se)
- norte. B.   agua
- 1 pequeña (s) pieza (s) de jengibre
- 2 cucharadas de té   curry
- 2 cucharadas de té   Caldo de verduras, básico
- 1 cucharadita canela
- norte. B.   sal y pimienta
- 200 ml Crema de avena (cocina de crema de avena)

PREPARACIÓN

Pelar y cortar en dados las cebollas y añadirlas a Monsieur Cuisine. Agrega el aceite de maní y selecciona la función de freír durante 6 minutos.

Mientras tanto, descorazona la calabaza, córtala en cubos y luego agrégala a las cebollas junto con el jengibre. Seleccione la función de dorar durante otros 3 minutos.

Vierta agua hasta cubrir uniformemente la calabaza y cocine a nivel 2 a 100 ° C durante 20 minutos. Agrega gradualmente todas las especias.

Después de hervir, agregue la crema de avena y haga puré durante 30 segundos al nivel 10.

Alternativamente, si no hay un procesador de alimentos disponible, la sopa simplemente se puede preparar en una olla y luego hacer puré.

ENSALADA DE ENDIVAS CON POMELO

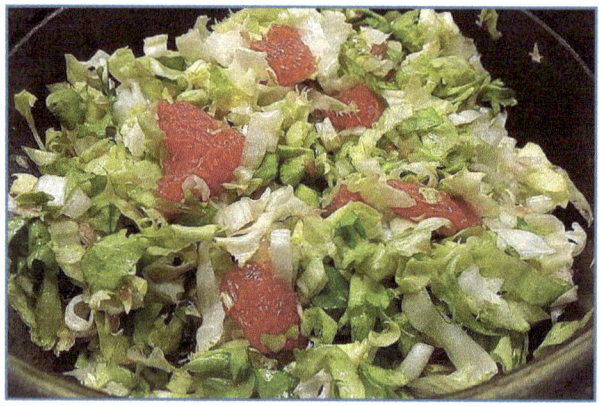

Porciones: 1

INGREDIENTES

- ½ cabeza   ensalada de endivias
- Toronja (s) rosada (s)
- ½ limón (s), jugo
- Algo de sal y pimienta
- 1 cucharada   Xilitol (sustituto del azúcar) o eritritol
- 2 cucharadas aceite de oliva
- 1 cucharada   Vinagre de vino tinto, vinagre de sidra de manzana o 1/2 limón básico más

PREPARACIÓN

Cortar y lavar la ensalada de endivias. Escurrimos bien la lechuga y la colocamos en un bol. Retire completamente la cáscara de la toronja, también corte la piel blanca con la piel. Filetear la toronja, cortar por la izquierda y la derecha de la piel con un cuchillo afilado y quitarle la pulpa. Cortar los filetes en trozos pequeños y añadirlos a la ensalada. Agrega el resto de los ingredientes y mezcla bien para que el xucker se disuelva.

La ensalada es suficiente como guarnición para 2-3 personas.

BRÓCOLI EN CAMA DE TOMATE Y PIMIENTA

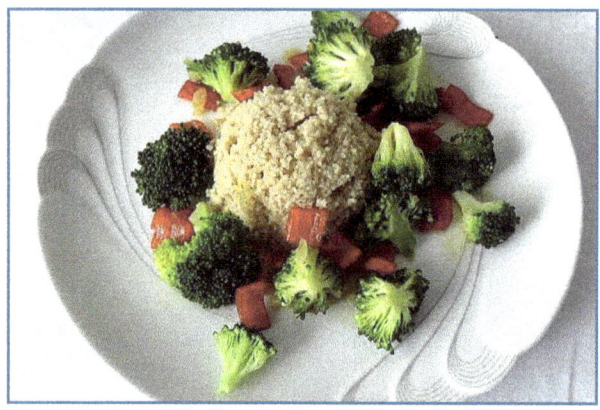

Porciones: 3

INGREDIENTES

- 350 g Brócoli, limpio
- 3   Pimientos puntiagudos o pimentón, cortados en cubos pequeños
- 350 ml Caldo de verduras
- 150 g Pasta de tomate
- 1 m. De grande   Cebolla (s), finamente picada
- 1 dedo del pie / n   Ajo, finamente picado
- 1 disparo   petróleo
- ½ cucharadita Mejorana
- ½ cucharadita orégano
- 1 pizca Chile en polvo

PREPARACIÓN

90

Divide el brócoli en floretes pequeños y también corta el tallo en trozos pequeños.

Calentar el aceite en una sartén grande, primero dejar que las cebollas se vuelvan traslúcidas y luego agregar el ajo. Agrega el pimiento cortado en cubitos y revuelve por unos minutos. Mezclar la pasta de tomate con el caldo y agregar a las verduras. Sazone todo con orégano, mejorana y guindilla y agregue el brócoli.

Reduzca el fuego y cocine a fuego lento el brócoli a fuego lento hasta que esté firme al bocado.

Estos son adecuados para patatas GATler.

Quienes no sigan esta forma de alimentación también pueden comer las verduras como acompañamiento de un plato de carne y servir con pasta o arroz.

PAN DE VERDURAS VERDE Y BLANCO

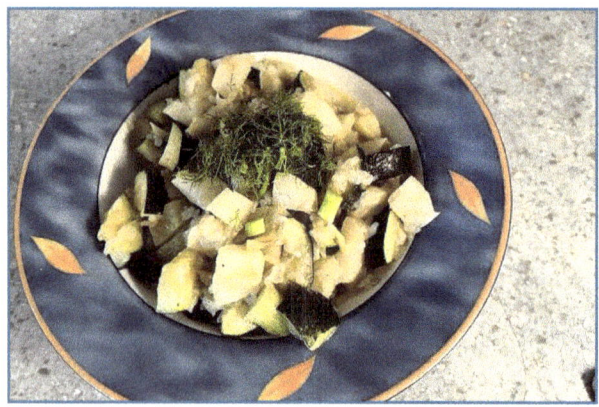

Porciones: 2

INGREDIENTES

- Hinojo, aprox. 250 g
- 250 g Rábano (s), blanco
- 250 g calabacín
- 4 cucharadas, amontonadas Leche de coco, cremosa
- 1 cucharada   Pasta de curry, verde
- 1 pizca (s)   sal
- 1 cucharada   Aceite de coco

PREPARACIÓN

Corta todas las verduras en cubos del mismo tamaño.

En una sartén con tapa, primero sofreír el hinojo cortado en cubitos en aceite de coco y luego agregar las verduras restantes. Fríe esto también, girándolo varias veces.

Revuelva la leche de coco con la pasta de curry hasta que quede suave, dóblela en las verduras y cocine a fuego lento con la tapa cerrada hasta alcanzar la firmeza deseada. Si el líquido resultante es demasiado para ti, puedes reducirlo con la tapa abierta.

Posiblemente sal en el plato. Para mí este es un plato principal y suficiente para 2 porciones.

PAN DE TRIGO CON AMARANT

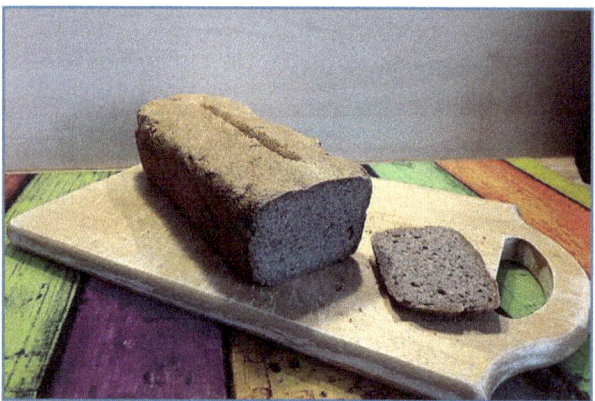

Porciones: 1

INGREDIENTES

- 500 g Harina de trigo sarraceno
- 50 gramos   Amaranto inflado
- 50 gramos   Semillas de calabaza
- 100 gramos   Semillas de girasol
- 2 cucharadas de té   sal
- 2 cucharadas semillas de chia
- 450 ml Agua tibia
- Aceite de coco para el moho

PREPARACIÓN

Primero mezcle 2 cucharadas de semillas de chía con 12 cucharadas de agua para hacer un gel de chía. Poner en la nevera durante al menos media hora. Revuelva entre tiempos para que las semillas de chía no se asienten en el fondo, sino que se combinen con el agua para formar una masa gelatinosa.

El pan también se puede hornear sin el gel de chía. Sin embargo, debido a que no tiene gluten, es decir, no contiene gluten, la harina de trigo sarraceno significa que el resultado de horneado es un poco más desmenuzable que el pan hecho con granos normales. La masa se mantiene unida mejor agregando el gel de chía.

Ahora ponga todos los ingredientes secos en un bol y mezcle, agregue el gel de chía y el agua y amase bien con el gancho de masa de una batidora de mano o con las manos.

Engrasar un molde para pan pequeño (20 cm) con un poco de aceite de coco y agregar la masa. Humedezca ligeramente la superficie de la masa, espolvoree unas semillas de calabaza por encima si es necesario y corte el pan a lo largo con un cuchillo. Hornee a 200 grados de convección durante unos 40 a 50 minutos.

MACARRONES DE COCO VEGANOS

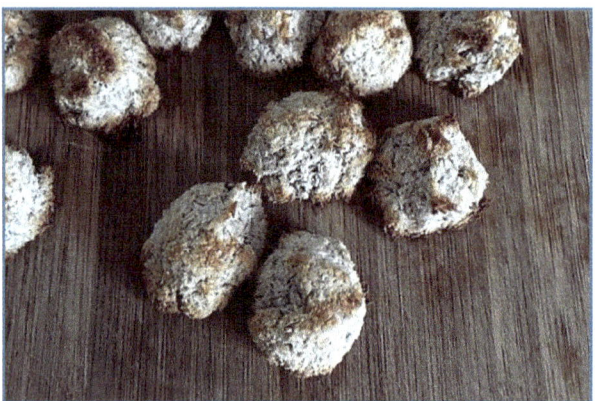

Porciones: 1

INGREDIENTES

- Plátano (s), muy maduro
- 60 g   Coco o almendras o avellanas desecadas, picadas

PREPARACIÓN

Tritura finamente un plátano muy maduro con un tenedor, agrega 60 g de coco desecado. Ciertamente funciona con almendras o avellanas picadas para aquellos a los que no les gusta la coca rallada.

Con una cucharadita, coloque macarrones pequeños en una bandeja para hornear forrada con papel de hornear. Hornee en un horno no precalentado a 150 ° C (calor superior / inferior) durante 20 minutos.

La masa es suficiente para aprox. 16 galletas.

PESTO DE GAT PICANTE

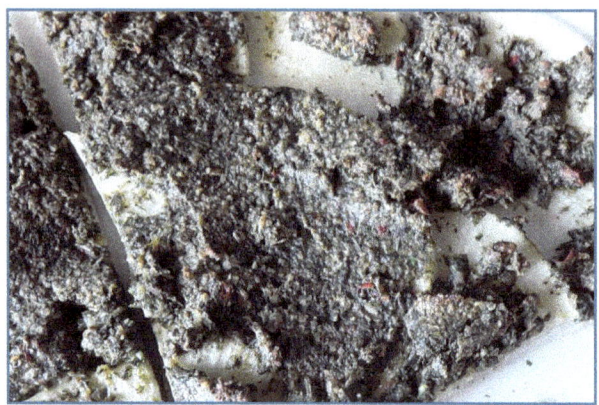

Porciones: 1

INGREDIENTES

- 1 manojo   perejil
- 1 manojo   eneldo
- 8 cucharadas de almendras, molidas o avellanas, molidas
- 6 cucharaditas de hojuelas de levadura colmadas
- 1 cucharada de sal al ras
- 2 chiles pequeños, rojos, sin semillas, posiblemente comenzando con 1 la primera vez
- 1 cucharada   aceite de oliva

PREPARACIÓN

Picar el perejil y el eneldo en trozos grandes, también utilizar los tallos. Triture todos los ingredientes en una batidora o procesador de alimentos o revuelva / mezcle hasta obtener una masa homogénea.

Un pesto caliente muy bueno está listo.

SOPA DE ZANAHORIA Y TOMATE

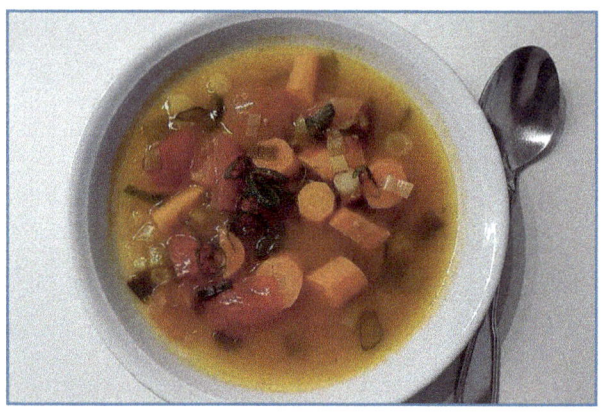

Porciones: 3

INGREDIENTES

- 1 disparo   Aceite para freír
- 4 pequeños   Cebolla (s), finamente picada
- 2 dientes de ajo, finamente picados
- 2 cm   Jengibre, finamente picado
- 4 grandes   Zanahoria
- 3 grandes   Tomates)
- 500 ml Caldo de verduras

PREPARACIÓN

Pelar las zanahorias y cortarlas en rodajas. Pica los tomates en una licuadora.

Calentar el aceite en una cacerola y sofreír primero las cebollas, luego los dientes de ajo y el jengibre. Luego vierta las zanahorias y fríalas durante unos minutos, revolviendo una y otra vez. Cubrir todo con los tomates mezclados y rellenar con caldo de verduras. Cocine a fuego lento la sopa a temperatura reducida hasta que las zanahorias estén tiernas. Licue todo con una batidora de mano, agregue sal si es necesario.

MACETA DE PUERRO HOKKAIDO

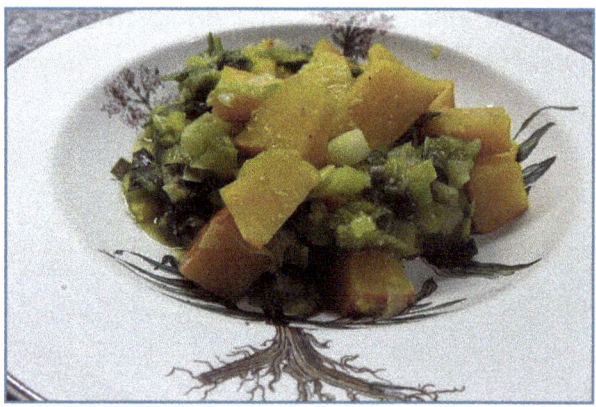

Porciones: 2

INGREDIENTES

- 1 disparo   petróleo
- 2 varillas / n Puerro, coger también el verde, aprox. 390 gramos
- ½ calabaza de Hokkaido (se), pesa aprox. 575 g sin semillas
- 200 ml   Caldo de verduras
- 2 cucharaditas de chufas colmadas, molidas o en copos

PREPARACIÓN

Cortar el puerro en aros y el Hokkaido en cubos.

Calentar el aceite en una cacerola y dejar que ataque el puerro. Luego agregue los cubos de calabaza y vierta el caldo y cocine a baja temperatura hasta que obtenga la firmeza deseada.

Justo antes del final, espolvorea las chufas por encima y revuelve.

ENDIVE ROJO Y BLANCO

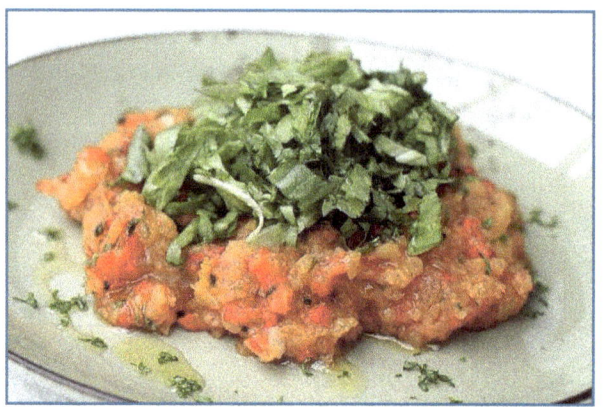

Porciones: 2

INGREDIENTES

- 1 disparo   petróleo
- 1 grande   Cebolla (s), finamente picada
- $1 \frac{1}{2}$ Pimiento (s) rojo, finamente picado
- 3 m. De papa grande
- 200 ml Caldo de verduras, aprox.
- sal y pimienta
- norte. B. aceite de oliva
- $\frac{1}{4}$ cabeza   Ensalada de endivias, cabeza grande
- $\frac{1}{2}$ limón (s) o 1 lima, jugo
- Perejil, seco o fresco

PREPARACIÓN

Hervir las patatas, ya sea como patatas asadas (luego pelarlas después de cocinarlas) o peladas como patatas hervidas.

Calentar el aceite en una cacerola y dejar que las cebollas se vuelvan traslúcidas. Luego agregue el pimentón cortado en cubitos. Vierta aprox. 150 - 250 ml de caldo. Cocine a fuego lento durante unos minutos y luego vierta el perejil finamente picado sobre él, posiblemente pimienta. Apaga la estufa.

Exprime el limón y vierte el jugo en un bol. Cortar la endivia en tiras estrechas, lavar y añadir al zumo de limón.

Cuando las papas estén blandas, presiónalas con una prensa e incorpóralas a la mezcla de cebolla y pimiento. Verter sobre la escarola aún tibia y mezclar bien, sazonar si es necesario y añadir aceite de oliva al gusto. Disfruta tibio.

Sirve como guarnición de cualquier cosa frita o, en mi caso, como plato principal.

Con esta ensalada puedes variar todo, más patatas, menos líquido o, o, o ...

VERDURAS DE CABALLO FRITAS

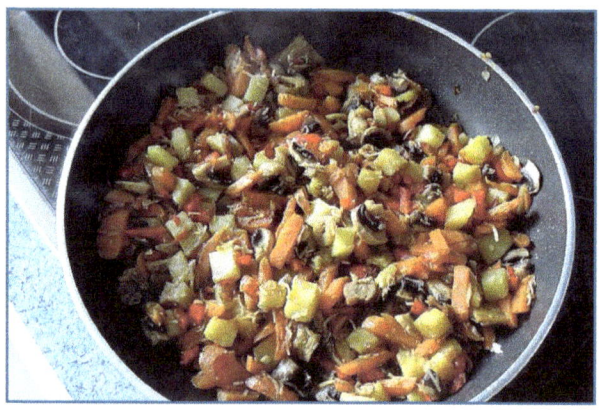

Porciones: 2

INGREDIENTES

- 2 cucharadas Ghee o mantequilla clarificada o aceite de coco
- 1 m. De grande   Cebolla (s), finamente picada
- 2 grandes   Diente (s) de ajo, finamente picado
- 350 g Zanahoria (s), limpia, pesada, cortada en cubitos
- 2 grandes   Patata (s), pesa aprox. 320 g, pelados y cortados en cubitos
- 250 g Champiñón, cortado a la mitad, en rodajas
- 4 cucharadas, amontonadas Rábano picante, recién rallado o en un frasco

PREPARACIÓN

En una sartén grande, deje que la grasa se caliente y las cebollas y los dientes de ajo se traduzcan.

Luego verter las zanahorias y freír unos minutos con la tapa cerrada.

Deje que el agua de condensación que se forma en la tapa fluya hacia la olla una y otra vez. Ahora agregue los cubos de papa y vuelva a poner la tapa. Cuando las patatas estén casi cocidas, haz lo mismo con los champiñones y baja el fuego.

Cocine a fuego lento durante unos minutos y luego agregue el rábano picante. Puedes condimentarlo solo con sal y pimienta o una cucharada de caldo granulado o lo que creas que es correcto.

Para mí este es un plato principal, pero también puedes acompañarlo con una hamburguesa o algo similar.

El tiempo de cocción especificado no es exacto, depende del tamaño de las verduras, solo pruébelo usted mismo.

No tienes que ceñirte exactamente a mis cantidades, son solo pautas o así es como lo pesé en ese momento. Lo único importante de esta receta es que te gusta el rábano picante.

COL DE CEBOLLA ROJA

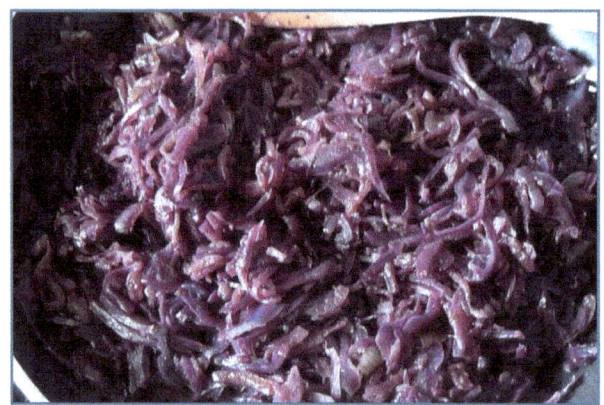

Porciones: 2

INGREDIENTES

- 1 disparo   Aceite para freír
- 500 g Cebolla (s), limpia y pesada
- 500 g Col lombarda (lombarda), limpia y pesada
- 1 cucharada colmada Azúcar de flor de coco u otro tipo de azúcar
- 1 cucharadita de canela
- ½ cucharadita comino
- ½ cucharadita Carvi
- 1 cucharadita de mezcla de especias (7 especias en polvo)
- sal

PREPARACIÓN

Corta las cebollas a la mitad y córtalas en rodajas. No corte el repollo en rodajas demasiado finas.

En una sartén o cacerola grande, caliente un buen chorrito de aceite a fuego medio (7 de 9) y saltee las cebollas. Con la cantidad que puedes tapar después de unos 5 minutos.

Mezcle siempre las cebollas y, cuando estén traslúcidas, espolvoree las especias por encima y revuelva bien.

Dividir la col lombarda en 2 porciones y colocar la primera capa encima de las cebollas, sazonar con abundante sal y poner la segunda capa. Luego ponga la tapa y reduzca más el fuego (6 de 9). Mezclar todo bien después de aprox. 5 minutos y cocine por aprox. 30 minutos. El tiempo de cocción depende de la firmeza que desee que tengan las verduras.

Para mí esta es una comida completa, como guarnición fue buena para 4 personas. Los GAT pueden agregar papas.

BUCKWHEAT CON SETAS Y PIMIENTAS

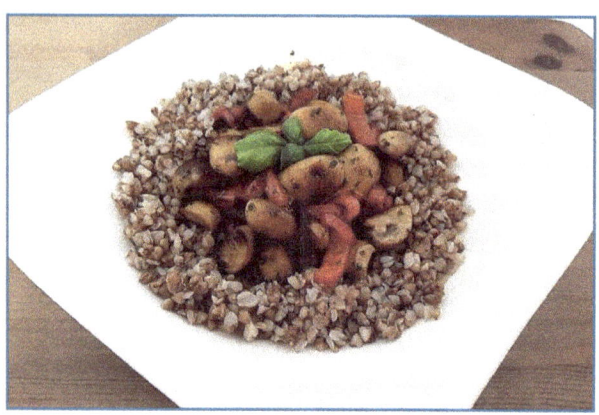

Porciones: 2

INGREDIENTES

- 1 taza Alforfón, aprox. 200 ml
- 2 ½ taza / n   Agua fría
- 1 cucharada   Caldo de verduras
- 500 g Hongos
- 2 grandes   Pimientos rojos)
- 1 cucharada   Mantequilla de hierbas
- 1 cucharadita colmada   Perejil, fresco o congelado
- 3 cucharadas Aceite vegetal

PREPARACIÓN

Hervir el trigo sarraceno con el agua durante unos 25-30 minutos.

Mientras tanto, limpia los champiñones y los pimientos. Corta los champiñones por la mitad y corta los pimientos en tiritas. Agrega el aceite vegetal a la sartén y caliéntalo. Agrega las verduras y sofríelas.

Tan pronto como el trigo sarraceno esté listo, escúrrelo y mézclalo con la mantequilla de hierbas. Organizar y servir ambos juntos.

CONCLUSIÓN

Muchas frutas y verduras frescas, productos de soja y algunas nueces, pero nada de alcohol ni café, casi nada de carne, pocos productos procesados industrialmente y, en raras ocasiones, azúcar y harina blanca: los alimentos alcalinos recomendados en esta dieta se ajustan en gran medida a las recomendaciones. para una dieta saludable en general. Sin embargo, el 20 por ciento de la comida diaria también puede consistir en alimentos ácidos. Alguna clasificación no siempre parece lógica: por ejemplo, los limones se consideran alcalinos, los garbanzos, las nueces y el té son ácidos. Las cosas se complican con las espinacas: crudas son alcalinas, cocidas pero ácidas.

Aquí hay una breve descripción de las delicias alcalinas y las prohibiciones ácidas durante la dieta alcalina.

ESTOS SON PARTE DE LA DIETA ALCALINA, INCLUYENDO:

Batata

Almendras

Aceitunas

Arroz salvaje

col rizada

Brócoli

Aguas silenciosas

LOS SIGUIENTES SON TABÚ EN LA DIETA ALCALINA:

Café

Reajuste salarial

Carne de cerdo y ternera

Comida rápida

Pasta

azucar blanca

No existe ninguna investigación científica que demuestre que una dieta principalmente alcalina pueda prevenir enfermedades. Sin embargo, dado que las recomendaciones nutricionales de la dieta alcalina son en gran medida saludables, no hay nada que le impida probar la dieta alcalina. Sin embargo, debe tener cuidado de consumir suficientes ácidos grasos insaturados y proteínas. (Boro)

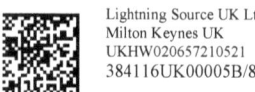
Lightning Source UK Ltd.
Milton Keynes UK
UKHW020657210521
384116UK00005B/80